全民健康科普丛书

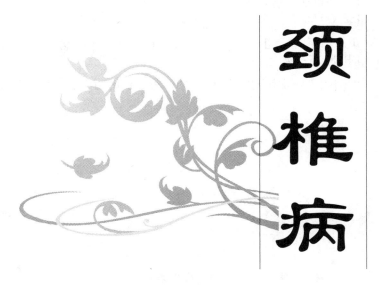

颈椎病

150问

全民健康科普丛书编写组 编著

U0218852

中国协和医科大学出版社

北 京

图书在版编目（CIP）数据

颈椎病 150 问／全民健康科普丛书编写组编著. —北京：中国协和医科大学出版社，2023.12（2025.1 重印）.
（全民健康科普丛书）
ISBN 978-7-5679-2307-2-01

Ⅰ. ①颈… Ⅱ. ①全… Ⅲ. ①颈椎－脊椎病－防治－问题解答 Ⅳ. ①R681.5-44

中国国家版本馆 CIP 数据核字（2023）第 205823 号

编　　著	全民健康科普丛书编写组
策划编辑	栾　韬
责任编辑	陈　佩　涂　敏
封面设计	邱晓俐
责任校对	张　麓
责任印制	黄艳霞
出版发行	中国协和医科大学出版社
	（北京市东城区东单三条 9 号　邮编 100730　电话 010-65260431）
网　　址	www.pumcp.com
印　　刷	三河市龙大印装有限公司
开　　本	710mm×1000mm　　1/16
印　　张	6.5
字　　数	80 千字
版　　次	2023 年 12 月第 1 版
印　　次	2025 年 1 月第 2 次印刷
定　　价	30.00 元

序

"全民健康科普丛书"的出版，可喜可贺！

有两点值得称道：

其一，党和国家重视科学普及，把科学普及与科技创新同等对待。特别是医学科普，更是关系到"健康中国""人人健康"的大事。一定要把防病知识推广到群众中去，特别是农村中去。

我常常讲，让群众掌握科学，让群众掌握生命健康的主动权，也就在于此。医学科普重点是在防病知识的普及，我们不能强调"保健养身而已，有病我天天"，把以后"别让我我有病，变成我我质量省体"，这是一个重要的观念转化问题，也是医学普及的焦点和制高点。

其二，本书的出版，又再一次强调，一个医生除了临床诊治和研究以外，要重视科普工作，把它作为医生职责的组成部分。这是从我们老一辈医学家们就开始倡导、并身体力行的。林巧稚大夫住孝教导我们："当病人出现了问题有找大夫，医生的职责已经迟了一大步！"这一至理名言说明（体现）预防为主，又突出了科普的重要和必要。

我们向林巧稚大夫等等们学习，除了对知识和技术的渴望、对真理的追求和理得、对人的善良、同情和关爱以外，还有改善人与社会健康的智慧。人与社会的健康是要靠科学普及来完成的。

一句不好于方有，但是很深刻的话，就是："如果你仅仅是个好医生，就还不是一个好医生。"医生与病人结合起来，科学与普及结合起来。这就是我们的方向，这就是发育大局、发展医学的方向。

是为序。

郎景和

二〇二三年十二月

序

"全民健康科普丛书"的出版，可喜可贺！

有两点值得称道：

其一，党和国家重视科学普及，把科学普及与科技创新同等对待。特别是医学科普，更是关系到"健康中国""人人健康"的大事。一定要把防病知识推广到群众中去，特别是农村中去。

我们通常说，让群众掌握科学，让群众掌握生命健康的主动权，也就在于此。医学科普重点在于防病知识的普及，我们强调"保健靠自己，看病找大夫"。把"医生找我看病，变成我找医生查体"。这是一个重要的观念转化问题，也是医学普及的焦点和制高点。

其二，本书的出版，又再一次强调，一个医生除了临床诊治和研究以外，要重视科普工作，把它作为医生职责的组成部分。这是从我们老一辈的医学家们就开始倡导，并身体力行的。林巧稚大夫经常教导我们："等病人出现了问题，再找大夫，医生的职责已经丢掉了一大半！"这一至理名言既体现了预防为主，又突出了科普的重要和必要。

我们向林巧稚大夫等前辈学习，除了对知识和技术的渴望，对真理的追求和理解，对人的善良、同情和关爱以外，还有改善人与社会健康的智慧。人与社会的健康是要靠科学普及来完成的。

一句似乎矛盾，但是很深刻的话，就是："如果你仅仅是个好医生，就还不是一个好医生。"医生与病人结合起来，科学与普及结合起来。这就是我们的方向，这就是关爱大众、发展医学的方向。

是为序。

郎景和
二〇二三年十二月

前　言

　　2016 年 10 月，中共中央、国务院印发《"健康中国 2030"规划纲要》，提出"普及健康生活、优化健康服务、完善健康保障、建设健康环境、发展健康产业"五个方面的战略任务。党的十九大报告也进一步将"实施健康中国战略"纳入国家发展的基本方略，把人民健康提升到"民族昌盛和国家富强的重要标志"地位。这一系列决策，标志着健康中国建设进入了全面实施阶段。而医学科普，则是强化国民健康理念、提高全民健康素养、实现"健康中国"这一伟大战略目标的关键途径之一。

　　在当前信息时代背景下，公众获取信息的途径多样，且各类平台的"健康科普"信息良莠不齐，其专业性和科学性往往不能得到保障。因此，权威的医学科普不能缺位，对于大众健康知识的传播、健康素养的提升刻不容缓。在这样的大背景下，我们组织各临床专业的专家编写了这套"全民健康科普丛书"，旨在提供给大众专业、权威的科普知识，让大众可以放心地去读、安心地去学。

　　本套书紧密围绕人们日常生活最常见的一些疾病，由相关科室的医生精选了临床上病人常会问到的问题，涉及生理基础、发病原因、临床症状、检查手段、治疗方法、用药禁忌、日常注意事项等方方面面，作者用通俗易懂的语言，由浅入深地回答病人的疑问。通过阅读本系列丛书，可使大众对相关疾病有一个科学的、整体的认知，使未患病者能够防患于未然，引导已患病者能够科学治疗、早日康复。

病人疑问的搜集和整理不是一日之功、一人之劳，需要集思广益，感谢所有编者以及相关科室同仁对本套书编撰的大力支持。本书难免有疏漏之处，诚恳希望读者批评、指正。

全民健康科普丛书编写组
2023 年 9 月

目　录

 颈椎病初探

二 颈椎病的临床表现、检查与诊断

三　颈椎病的非手术治疗

四 颈椎病的手术治疗

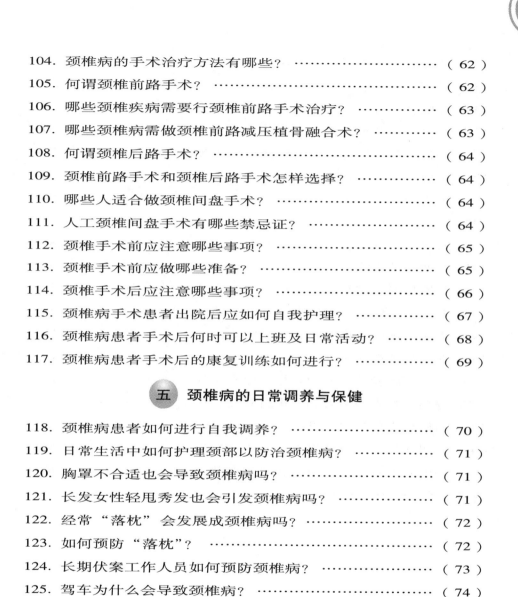

五 颈椎病的日常调养与保健

颈椎病初探

1. 何谓颈椎病?

颈椎病即颈椎椎间盘退行性改变及其继发病理改变累及其周围组织结构（神经根、脊髓、椎动脉、交感神经等），导致出现一系列临床表现的疾病。仅有颈椎的退行性改变而无临床表现者则称为颈椎退行性改变。在我国，颈椎病患病率较高，疾病顺位靠前，不同地区的颈椎病患病率为 8.1%~19.1%。一些特殊人群颈椎病患病率更高，如老年人群可达 25.0%。与颈椎病相关的抑郁情绪和失眠也影响患者的生活质量。从疾病顺位和患病率考虑，颈椎病已成为严重的公共卫生问题之一。

2. 颈椎病是由什么原因引起的?

要想了解颈椎病的发病原因，我们先要认识一下颈椎的基本解剖结构与生理功能对颈椎退变的影响。颈椎位于头胸之间，由 7 个颈椎、6 个椎间盘和所属韧带构成，上连颅骨，下接第 1 胸椎，周围由肌肉、血管、神经和皮肤等组织包绕。除了第 1~2 颈椎之间无椎间盘且结构特殊外，其余的颈椎节段均由椎体、椎弓、突起（包括横突、上关节突、下关节突和棘突）等基本结构组成。颈椎是脊柱椎骨中体积最小、灵活性最大、活动频率最高、负重较大的节段。由于不断承受各种负荷、劳损甚至外伤，所以极易发生退变。30 岁之后，颈椎间盘就开始逐渐退化，含水量减少，并伴随年龄增长而加重，且易诱发或促使颈椎其他部位组织退变。从生物力学角度来看，第4~5颈椎、第5~6颈椎受力最大。因此，颈椎病的发生部位在这些节段较为多见。颈椎病的常见原因有以下几个方面。

（1）随着年龄的增长，椎间盘中水分含量开始减少并出现不同程度的变性，椎体边缘骨质增生、小关节退变紊乱、韧带增厚、钙化等一系列退行性病理改变，刺激周围的肌肉、韧带、血管和/或神经，引起相应的症状。

（2）有些工作岗位的从业者（如办公室人员、财务人员、科研人员、驾驶员、制衣工人等）不得不长时间保持固定姿势，使得这些从业者的颈部伸颈肌一直处于紧张甚至痉挛状态。久而久之，项背部肌肉因长期处于慢性疲劳状态而劳损，颈屈伸肌平衡失调，进而导致脊椎失衡，最终引发颈椎病。

（3）人一生中有1/3的时间是在床上度过的，睡眠姿势不正确、枕头高低不合理都会造成颈部肌肉、韧带及小关节平衡失调，加速颈椎的退化，引发颈椎病。

（4）若在打牌、看电视、看书、写字等活动时坐姿不正确（如躺在床上看书、看电视）和低头时间长，使颈椎长时间处于屈曲状态，颈后肌肉和韧带组织超负荷工作，也会引发颈椎病。

（5）因外伤或某些先天畸形也可引发颈椎病。

3. 颈椎病好发于哪些人群？

颈椎病一般多见于40岁以上中老年人，40~60岁为高发年龄。但从近年来临床接诊患者人群的变化及流行病学研究表明，颈椎病患病人群呈现年轻化趋势。一般来讲，颈椎病的发生与不良姿势、情绪紧张、环境潮湿、疲劳、外伤、职业等因素紧密相关。颈椎病的高发人群通常具有以下因素。

（1）年龄因素：伴随着年龄的增长，颈椎过多的慢性劳损会引起椎间盘变性、弹性减弱，椎体边缘骨刺形成，小关节紊乱，韧带增厚、钙化等一系列慢性病理改变，所以中老年人属于颈椎病的高发人群。

（2）职业因素：长期低头伏案工作或头颈常向某一方向转动者也是颈椎病的高发人群。这些职业包括：办公室文案人员、打字员、计算机操作人员、会计、刺绣女工、手术室护士、交通警察、教师、银行职员、司机、长期观看显微镜者、油漆工、电工、刻字工、汽车或机械修理工等。虽然这些职业的工作强度并非很大，但因工作姿势长期不当或长期低头，造成颈后肌群、韧带等组织劳损（低头时，椎间盘承受的内压较大），或者头颈常偏于一侧引起局部劳损，长此以往，会发展成骨与关节的损伤，最终导致颈椎病的发生。

（3）生活习惯因素：喜欢睡高枕及有反复落枕病史者易患颈椎病。此外，长时间低头玩麻将、打扑克，躺着看书、看电视等日常生活中不良姿势过多的人，也易发生颈椎病。在高枕睡眠或不良姿势状态下，椎间盘内部受力不均，影响含水量。颈部肌肉和关节也因此平衡失调，加速退变。并且颈椎长时间处于屈曲状态，颈后部肌肉及韧带组织超负荷，容易引起劳损。因此，我们不能太相信日常生活中所说的"高枕无忧"。

（4）颈椎骨质因素：有颈椎先天性畸形者，如先天性椎管狭窄、先天性椎体融合、颈肋和第 7 颈椎横突肥大等，易患颈椎病。另外，颈椎不稳和慢性感染性炎症，如慢性咽炎等可直接刺激邻近的肌肉和韧带，使韧带松弛、肌张力减低、椎节内外平衡失调，破坏了其稳定性，加速和促进退变的发生和发展，诱发颈椎病。

（5）体育运动因素：正常的体育锻炼有助于健康，但超过颈部耐受程度的活动或运动，即不适当的体育锻炼，如以头颈部为负重支撑点的人体倒立或翻筋斗等，均可加重颈椎的负荷，尤其在缺乏专业人员正确指导的情况下。

（6）外伤因素：有头颈部外伤史的患者易患颈椎病。

4. 为什么颈椎病患者日趋年轻化？

颈椎病多发生于中老年人，但近年来其发病有年轻化的趋势。大量临床治疗实例表明，青少年颈椎病发病率明显上升的原因，主要是学生学习紧张，长期伏案读书、写字，导致颈肩肌疲劳。另外，伏案时姿势欠妥及每天背着沉重的书包会导致椎间隙炎症、水肿，严重者也可造成颈椎间盘膨出。在被调查的近 200 例青少年颈椎病患者中，发病年龄多在 12～13 岁与 16～18 岁两个年龄段。其主要症状为颈肩疼痛、头痛、眩晕等。因颈椎病而引发脑供血不足、胃肠道疾病等多种颈源性疾病的青少年也越来越多。青少年患颈椎病后，要注意劳逸结合、及时有效治疗，以避免产生不良后果。

5. 颈椎病分型有哪些？

常见的颈椎病分型如下。

（1）颈型：主要表现为颈部的酸、痛、胀等不适感，颈部肌肉紧张，有压痛，压痛点常在肌肉关节突、项韧带等部位，颈部的活动范围多无明显障碍。

（2）神经根型：主要表现为颈神经根性疼痛，伴有颈神经根分布区域的感觉异常，如麻木、疼痛等。患者开始发病多为颈肩疼痛，然后在短期内逐渐加重，并向一侧上肢或双上肢放射传导。颈神经根支配区皮肤感觉减弱或过敏，肌力下降或肌萎缩，颈部活动受限，棘突及肩胛内上角压痛，臂丛神经牵拉试验阳性，压颈试验阳性。

（3）脊髓型：见于颈椎间盘突出、韧带肥厚骨化或者其他原因造成颈椎管狭窄，脊髓受压和缺血，引起脊髓传导功能障碍者。可表现为肢体麻痹，拘紧，手足笨拙无力，上肢不能做精细动作，握力差，下肢乏力，步态不稳，易跌倒，走路有踩棉花感，胸腹部有束带感，轻者影响生活，重者造成瘫痪，常伴有自主神经功能紊乱，排便、排尿及性功能障碍。

（4）椎动脉型：主要表现为头痛、头晕，也可见偏头痛、耳鸣、听力减退、记忆力减退、失眠多梦等，严重者可发生猝倒，并有短暂的意识障碍，同时伴有颈痛、后枕部疼痛及颈部活动受限等症状。

（5）交感神经型：见于颈椎间盘退行性改变的刺激，压迫颈部交感神经纤维，引起一系列反射性症状者，临床上比较少见，而且常与心血管疾病、内分泌疾病等混杂在一起，难以鉴别。患者可表现为视力减退、眼睑无力、头晕耳鸣、心悸、血压不稳、腹痛等交感神经兴奋或抑制症状。

（6）混合型：是指两种以上类型的颈椎病同时存在。

6. 什么是椎动脉型颈椎病？

椎动脉型颈椎病是因为椎动脉受刺激、压迫，造成椎-基底动脉供血不足，产生耳鸣、偏头痛、眩晕、猝倒等症状的综合征。

在正常情况下，颈部活动不会引起任何症状。但在病理情况下，颈部活动如转头等可导致下列情况：①使一侧椎动脉的血供减少，如当头向右侧转动时，右侧的椎动脉可以发生扭曲，使管腔变窄或完全闭塞。②头颈部的过伸活动导致椎动脉的供血障碍。如有的患者会因拔牙、全麻插管、扁桃体摘除术和颈部手术而发病，或者因交通事故而发病。③对头颈部施加暴力的旋转手法或做某些特技转头动作，以及猛然过度转动头部时都可导致椎动脉损伤，而在有椎动脉硬化及颈椎病时尤其如此。④当患有颈椎畸形、颅底畸形时，其椎动脉也可伴有畸形。当此类患者头颈部活动时即可引起椎动脉供血不足的症状。⑤如果患有颈肋畸形，当上肢做伸展运动时，颈肋可以将椎动脉推向前方。从颈肋发出的纤维带，甚至颈长肌、前斜角肌本身肥大也可以压迫椎动脉使之闭塞。

7. 颈部活动与椎动脉型颈椎病发病有什么关系？

在正常情况下，转头时虽可使一侧椎动脉的血供减少，但另一侧椎动脉可以代偿，因而不会出现症状。在病理情况下，关于转头使一侧椎动脉的血供减少有如下两种解释。①同侧供血减少：当头转向右侧时，左侧的寰椎下关节面则向前、向下方滑动，右侧椎动脉扭曲、变窄，导致右侧椎动脉供血不足。②对侧供血减少：由于椎动脉绕经寰椎横突，由枕骨大孔穿入硬脑膜，因此它相对固定。当转头时，寰椎也随之活动，将对侧椎动脉推出横突孔而阻碍血流，导致对侧椎动脉供血不足。

8. 什么是颈椎错位？

颈椎错位是指颈椎因为椎间关节摩动运动丧失而造成颈部运动障碍。

颈椎错位主要原因是头部长期处于某个固定位置，造成颈椎间关节功能障碍。日常生活中，睡觉时枕头过低或过高，观察事物时注意力过于集中，工作中长时间保持一个固定姿势等都会造成颈椎错位。气候的突然变化，或者受寒气刺激，也可引起颈部某部位肌痉挛，造成颈椎间关节摩动运动丧失。颈椎错位能引起反射性头、肩、上肢等处疼痛、发酸、发胀，颈部运动障碍，局部肌肉痉挛、发硬和压痛等症状。

颈椎错位时可用推、揉、拿等方法按摩软组织，以解除肌痉挛。另外，要用拉头转颈法促使颈椎关节摩动运动恢复。注意不可着急，更不能用粗暴的动作来强迫颈椎恢复正常状态，这样会加重颈椎错位症状。

9. 有颈椎骨质增生（骨刺）是不是一定有颈椎病？

颈椎骨质增生（骨刺）不能简单地与颈椎病画等号。随着年龄的增长，骨关节由于运动磨损会不可避免地出现退行性改变（老化），年龄增加意味着"磨损"增加，就像门窗的轴（关节）日久磨损，轴的边缘也会磨出毛刺一样。40 岁以上的人拍摄颈椎 X 线片检查时，基本都有不同程度的骨质增生改变，但不一定都会引起临床症状，仅仅为颈椎退行性改变。而且，颈椎病所引起的症状不是该疾病所独有的，许多疾病均可引起头晕、耳鸣和手麻，要仔细检查避免误诊、漏诊。

10. 椎体骨质增生形成机制是什么？

椎体骨质增生（骨刺）是颈椎病的主要病理变化之一，也是放射科诊断颈椎病的重要依据。有人称为骨刺，也有人称为增生或骨唇。骨刺形成的机制有以下几点。

（1）椎间盘变性塌陷后，其两端椎体周围的韧带是松弛的。由于前后纵韧带松弛变性，已失去防止颈椎过度活动的能力。因此，椎体的异常活动即可刺激椎体边缘的骨膜，使新骨形成而成为骨刺。此种方式形成的骨刺，多见于慢性损伤。

（2）急性外伤可使向四周突出的纤维环将椎体骨膜及前韧带、后纵韧带推开，在其上、下、前、后形成四个间隙。间隙内可有血肿和渗出物，经过一定时间之后，血肿及渗出物被吸收机化，即钙化或骨化而形成骨刺。据观察，此种方式形成的骨刺多伴有椎间隙的明显狭窄；骨刺形成的部位以变薄或接近消失的椎间盘为中心，即狭窄的椎间隙上椎体下缘及下椎体上缘均有骨刺，其典型表现为相邻椎体骨刺方向相反，最后形成骨桥。临床上可诊断为陈旧性颈椎间盘病变。

（3）关节骨刺的形成是骨端的韧带本身受到过多的张力牵拉所致，故推断向四周膨隆的椎间盘组织推挤椎体周围的骨膜与韧带，使之受到张力牵拉，即可形成骨刺。

11. 颈椎病为什么会有颈韧带钙化现象？

颈韧带为人体颈部一条重要的韧带，强而有力。颈韧带呈三角形，突部向下与寰椎后结节和下面6个颈椎棘突相连，可以维持头部的直立体位，防止颈部过度屈曲。

在患颈椎病后，颈韧带也一样发生退行性改变，加之椎体不稳、颈椎生理曲度的改变可进一步加重其退变，主要表现为颈韧带钙化现象。颈韧带钙化早期表现为纤维增生或硬化，晚期因慢性长期刺激，可使局部发生钙化甚至骨化。

颈韧带钙化会不会引起严重的症状？事实上，颈韧带钙化不仅不会引起严重的症状，它还可以增加颈椎的稳定性，起到对颈椎的制动作用，减缓颈椎病的进一步发展。颈韧带钙化可以通过做X线检查发现，一旦出现颈韧带钙化，可以预测其他韧带如前韧带、后纵韧带等也可能不同程度地发生钙化，有可能刺激脊髓神经而产生严重后果。

12. 什么是脊髓型颈椎病？

脊髓型颈椎病见于颈椎间盘突出、韧带肥厚骨化或者其他原因造成颈椎管狭窄，脊髓受压和缺血，引起脊髓传导功能障碍者。在颈椎病各型中，脊髓型颈椎病虽然占的比例不高，为10%～15%，但对人体的影响较大，轻者影响生活，重者可以造成瘫痪。该病多为慢性经过，也有急性外伤后诱发者。病变的好发部位为下颈椎，发生于第

5~6 颈椎和第 6~7 颈椎间隙者占 90%。由于对脊髓压迫的部位和程度不同，可出现不同的临床表现。

患者主要表现为缓慢进行性双下肢麻木、发冷、疼痛和步态不稳、手足笨拙无力。有的患者有踩棉花感、头重脚轻。还可表现为束带感，即身上如有紧带子捆绑，以致感到胸闷，初期常呈间歇性劳累，行走过多等可使症状加剧。少数患者偶尔在猛然仰头时感到全身麻木、双足发软，甚至摔倒。随着病程的发展，症状可转为持续性。膀胱、直肠括约肌障碍也较常见，表现为尿急、排尿无力等，个别患者有性功能障碍。

脊髓型颈椎病多以下肢症状为主，上肢症状轻微但多无神经根刺激症状，这是易引起误诊的原因。临床检查可发现上下肢腱反射亢进，病理反射阳性；X 线平片可显示病变椎间盘变狭窄、椎体增生；MRI 检查可显示脊髓多节段受压呈波浪样压迹，严重者脊髓变细、椎间盘突出或脱出也能清楚地显示，也可以与椎管内肿瘤、脊髓内肿瘤、脊髓空洞症相鉴别。

该型颈椎病的早期可行颈托及围领保护颈椎，但不宜牵引治疗。避免颈部剧烈活动。手术是治疗的主要措施。根据病变部位及程度的不同可行颈椎前路或后路手术，或颈椎前路手术和颈椎后路手术分期进行，如先做颈椎前路手术，过一段时间再做颈椎后路手术。颈椎前路手术主要是切除椎间盘，解除脊髓压迫，颈椎后路手术主要是扩大椎管，使脊髓后移，从而间接地解除脊髓压迫。不管哪种手术方法，对颈椎病治疗均有效。

13. 为何要早期发现脊髓型颈椎病？

脊髓型颈椎病对人体健康的影响较大，其临床表现往往被一些患者和医生忽视，早期一般被误认为是功能紊乱，晚期则常常被认为是病因不明的脊髓退行性病变，以致不能得到合理治疗，使病情日益恶化，甚至出现四肢瘫痪，丧失生活和劳动能力。

14. 什么是神经根型颈椎病？

神经根型颈椎病是由于颈椎间盘向侧后方突出、钩椎关节或关节突关节增生、肥大，刺激或压迫神经根引起颈肩及手指麻木、疼痛等一系列临床症状的疾病。颈椎病中该型发病率最高，占 50%～60%。本病中老年人多见，但目前来看，青少年当中也有不少人发病，性别之间没有什么差异。

不少患者有头颈部外伤史或"反复落枕"史。外伤可诱发颈椎病急性发作，随着发作次数的增多，症状也逐渐加重。颈部活动度大，长期低头工作，睡高枕者发病率较高。这种颈椎病多为多发，病程长短不一但大部分呈慢性病程，病程时间长，反复发作，间隔时间不等，一般起病缓慢，但外伤、劳累、风寒、枕头高度不合适和卧姿不当常为其诱发因素。

患者开始多为颈肩痛，短期内加重，并向上肢放射至指尖，放射痛范围根据受压神经根不同而表现为相应皮肤区域麻木、过敏等感觉异常。同时可有上肢肌力下降、手指动作不灵活。当头部或上肢姿势不当或突然牵扯患肢时，即可发生剧烈的闪电样锐痛。检查可见患者颈部肌痉挛，故头喜偏向患侧，病程长者可有手部肌萎缩，颈部可有压痛、叩击痛，患肢活动可受限。如果检查者一手扶患侧颈部，一手握腕，向相反方向牵拉，此时因臂丛神经被牵扯，刺激已受压的神经根而出现放射痛，称为臂丛牵拉试验阳性。如患者头后仰并偏向患侧，检查者用手掌在其头顶加压，出现颈部疼痛并向患肢放射称为压头试验阳性。X 线平片显示颈椎生理前凸消失，椎间隙变窄，椎体前后缘骨质增生，钩椎关节、关节突关节增生，以及椎间孔狭窄等退行性改变。CT 或 MRI 检查可显示颈椎间盘突出、椎管及神经根管狭窄，以及神经根受压表现。

治疗主要采用非手术方法。可用颌枕吊带牵引，以解除肌痉挛，增大椎间隙，减轻对神经根的压迫和刺激；还可用颈托和围领，以限制颈椎过度活动；轻柔的手法按摩及理疗有加速炎性水肿消退，松弛肌肉，改善局部血循环的作用。对于顽固病例，保守治疗无效者，可手术治疗。切除突出的椎间盘及部分增生的钩椎关节及骨刺，解除神经根压迫，以达到治疗的目的。

15. 什么是交感神经型颈椎病？

颈部的交感神经节发出的节后纤维随颈部神经及血管分布，其分布范围可至头颈部、咽部、心脏、眶腔、瞳孔开大肌、上睑平滑肌及内耳等处。交感神经型颈椎病发病率虽然不高（占颈椎病的5%以下），但症状繁多，可影响患侧的上半部躯干、头部、上肢及众多脏器，即颈部交感神经分布的区域均可受累，因而可以出现疼痛，感觉异常，血管运动、腺体的分泌和营养障碍，而且界限模糊，定位不清，所以极为复杂，有时难以确诊。

其主要症状包括：①眼部症状，眼球胀痛、畏光、流泪、视物模糊、视力减退、眼冒金星、眼睛干涩等。②耳鼻部症状，耳鸣、听力减退等。③头面部症状，头痛、偏头痛、头晕及面部发热、充血、麻木等。④血管运动障碍，血管痉挛症状如肢体发凉、发绀、皮温降低，以及血管扩张症状如指端发红、烧灼感、肿胀等。⑤神经营养及汗腺功能障碍，皮肤发绀、干燥变薄、多汗或少汗、指甲干燥无光泽。⑥心血管症状，心悸、心律失常、心前区疼痛、血压时高时低等。⑦其他症状，如失眠、多梦、烦躁、易激惹。

本病需根据上述症状受颈椎活动和姿势的影响，结合X线平片所见的颈椎退行性变，除外其他类似疾病才可诊断。所以有时易与冠心病，眼、耳部疾病相混淆，需仔细鉴别。

本病的治疗主要是颈托保护及功能锻炼，同时应用药物对症治疗。

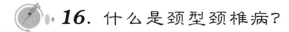

16. 什么是颈型颈椎病?

颈型颈椎病又称局部型颈椎病,临床上常以颈部症状为主。因颈部受头颅重力作用,在日常生活中活动频繁,到中年以后颈部常会发生积累性劳损,容易引起颈项强直,头颈、肩臂疼痛和相应的肌肉广泛性压痛,活动受限。少数患者会出现肩及上肢麻木,并可触及痉挛的前斜角肌等。

颈型颈椎病临床上极为常见,是最早期的颈椎病,也是其他各型颈椎病共同的早期表现。由于症状较轻,往往重视不够,以致反复发作而使病情加重,应及时治疗。在颈椎病早期不少反复落枕的患者多属此型。据报道,此型发病率约占颈椎病的13.13%。以往不少人不承认此型,因而在文献中提到的较少。

17. 什么是混合型颈椎病?

两种以上类型颈椎病同时存在时,如脊髓型与神经根型颈椎病两者同时存在,便称为混合型颈椎病。神经根型和椎动脉型混合,也称混合型颈椎病。也有脊髓型、神经根型与椎动脉型三者同时存在的混合型颈椎病。

18. 什么是后纵韧带骨化症?

后纵韧带是位于椎管内纵向走行的韧带。后纵韧带起于枕骨,沿颈椎、胸椎、腰椎椎体背侧向下延伸,达骶骨椎体。该韧带可发生硬化、骨化,从而引起椎管狭窄,压迫脊髓和神经,引起四肢感觉运动障碍及大小便障碍等症状,这就是后纵韧带骨化症。后纵韧带骨化症大多发生于颈椎，主要的脊髓损害机制是骨化的韧带体积逐渐增大，占据椎管的一定容积，导致矢状径缩小形成颈椎管狭窄，可直接压迫脊髓，也可对脊髓前动脉和脊髓软脊膜动脉造成压迫，使该血管闭塞引起脊髓前 1/3 脱髓鞘变化，出现四肢麻木及双下肢运动障碍。如果做 X 线检查，可以发现椎管前壁呈条状或云片状骨化阴影。CT 检查可显示后纵韧带骨化的程度及其压迫脊髓的情况。有时在影像学检查时发现存在后纵韧带骨化，但无临床症状，不宜称为后纵韧带骨化症。

对此症的治疗主要采用手术方法，可根据病情及骨化的范围大小选择颈椎前路或后路手术。症状轻微或年龄较大及合并重要脏器疾病的不宜手术者，可采用保守治疗，也可以用非手术治疗作为适宜手术者的术前准备。一般用颈托固定，维持颈椎的生理位置并限制活动。物理疗法和应用神经营养药物可缓解症状。需要提醒的是，该病严禁用手法按摩或颈椎大幅度的屈伸、斜扳等治疗。因为这会造成脊髓的急性损害而加剧症状，造成四肢瘫痪甚至死亡。

19. 什么是颈椎管狭窄症？

颈椎管狭窄症是指颈椎管的前后径小于正常值，以致颈脊髓受压并产生相应的脊髓损害症状。可分为发育性和获得性颈椎管狭窄症。发育性颈椎管狭窄症是指个体在发育过程中，颈椎管的前后径发育过小，具有先天因素影响。获得性颈椎管狭窄症是指后天因素造成的颈椎管前后径变小。颈椎病时，颈椎的退行性变主要造成颈椎管的狭窄。

中国人正常的颈椎前后径应大于 13mm，小于 13mm 者即有颈椎管狭窄，如小于 7mm 应为发育性颈椎管狭窄。颈椎管狭窄症是颈椎病的一个主要原因，是决定治疗方案的重要因素。

20. "落枕" 是怎么回事儿?

所谓"落枕"就是一觉醒来，发生颈部疼痛和活动受限。轻者起床做适当的颈部运动后，症状逐渐消失，重者颈部疼痛越来越重，出现头晕、头痛、颈肩背痛、手臂麻痛，甚至引起心悸、胸闷等不适症状。落枕常常是颈椎病的诱因，是颈部软组织劳损的原因之一。

人的一生有1/4~1/3的时间是在床上度过的。如果不注意用枕保健，青壮年期还可依靠颈椎间韧带、关节囊和筋膜的代偿能力强，颈部功能尚可维持在准健康状态（代偿期），随着年龄增长，颈部慢性劳损失代偿时，就会比注意用枕保健的人提前出现落枕现象。

较多的落枕患者是源于睡眠姿势不良，枕头过高或过低，枕头软硬程度不当。当颈椎长时间处于过度偏转、过屈或过伸的固定位置时，颈部一侧的肌群就会处于过度伸展状态而导致痉挛。如果此时颈背部再受风寒侵袭，则更容易造成颈背部气血凝滞，经络痹阻，使局部肌肉强硬不和，活动欠利。现代医学将颈部痉挛、强直、疼痛所致的头颈部转动失灵、活动障碍为主要症状的疾病，称为斜方肌综合征或颈肩背部急性纤维组织炎。

患者一般急性起病，通常临睡时尚无任何不适，但翌日晨起即感明显的颈部疼痛、僵硬，头部向患侧倾斜、下颌转向对侧。颈部活动受限，向患侧转头时则疼痛加剧。患者有一种特殊的颈项牵强姿势：转头时，头部常和身体一同转动。严重时，可波及斜方肌和肩胛提肌等背部肌肉，造成肩背部肌痉挛，疼痛涉及上背部和上肢。局部皮肤外观无红肿，但患侧肌肉有紧张、发硬和明显压痛。可在患部触摸到因肌痉挛而产生的条索状阳性物。

落枕说明颈椎周围的韧带已松弛，失去了维护颈椎关节稳定性的功能，称为"颈椎失稳"，提示椎关节已有发生"错位"的可能。继椎关节失稳、错位之后，可累及椎间盘，使之也发生失代偿骨质增生加速，最终发展成为颈椎病。这就是青壮年时期（20~45岁）过早发生颈椎病的主要原因之一。故落枕发生时，要及时调整不良睡姿等引起落枕的原因，否则落枕的发生频率就会逐渐增多，最终诱发颈椎病。

本病虽然起病较急，但因为是单纯的肌痉挛，故较易恢复，轻者可3~5天自愈；重者则有可能延续数周不愈，有的反复发作，甚至发展为颈椎病。因此，中老年人如果反复落枕，常为颈椎病的前驱症状，应及时就诊。为了避免落枕反复发作，对枕头、睡眠姿势等要及时采取措施，加以调整。同时，也应避免突然的颈部扭伤等。

21. 颈椎病是如何按病情分度的？

颈椎病按病情可以分为轻、中、重度3度。

（1）早期轻度：主要表现为颈肩痛、前臂和手指的放射痛；双手指活动不灵活、不能做细小动作；行走过久后双下肢胀痛、不能快走或快跑等。

（2）中期中度：表现为上肢持续性麻木、胀痛，握力下降，皮肤感觉过敏，持物不稳；行走受限、易跌倒、踩棉花感，身体有束带感；不能持筷、写字，不能长时间走路，大小便障碍等。

（3）晚期重度：表现为上肢感觉减退，肌萎缩、肌力明显减小、活动不能自如；双下肢行走困难，大小便失禁或尿潴留，甚至四肢瘫痪卧床不起。

二

颈椎病的临床表现、检查与诊断

 22. 颈椎病有哪些常见的症状？

颈椎病是中老年人的常见病。有学者调查发现，在 50 岁左右的人群中颈椎病患者约占 25%，在 60 岁左右的人群中颈椎病患者高达 50%，而 70 岁以后颈椎病患者则几乎达到 100%。但近年来，随着工作环境和生活方式的改变，颈椎病患者呈现年轻化趋势，年轻人患颈椎病的比例在上升。

颈椎病的主要症状是颈肩痛，可放射至头枕部和上肢，少数患者有眩晕、猝倒，或一侧面部发热、出汗异常，病情严重者双下肢活动受影响，甚至截瘫。一般而言，患者可出现颈部发僵、发硬、疼痛、颈部活动受限、肩背部沉重、肌肉变硬、上肢无力、手指麻木、肢体皮肤感觉减退、用手握物时物品常不自觉地掉落等表现；有些患者出现下肢僵硬，似乎不听指挥，或下肢绵软，踩棉花感；另一些患者甚至可以有头痛、头晕、视力减退、耳鸣、恶心等异常感觉；更有少数患者出现大小便失禁、性功能障碍，甚至四肢瘫痪。

以上症状很少在同一个颈椎病患者身上全部表现出来，常常是仅仅出现其中的部分症状，而且大部分颈椎病患者的症状比较轻微，病程也比较长，所以完全没有必要终日忧心忡忡。

23. 颈型颈椎病有什么临床症状？临床如何检查？

（1）临床症状

1）颈项强直、疼痛，可有整个肩背部疼痛、发僵，不能做点头、仰头及转头活动，呈斜颈姿势。需要转颈时，躯干必须同时转动，也可出现头晕的症状。

2）少数患者可出现放射性肩、臂、手部疼痛、麻木、肿胀，咳嗽或打喷嚏时症状不加重。

（2）临床检查：急性期颈椎活动绝对受限，颈椎各方向活动范围近于0°。颈椎旁肌、第1~7胸椎旁肌或斜方肌、胸锁乳突肌有压痛，冈上肌、冈下肌也可有压痛。如有继发性前斜角肌痉挛，可在胸锁乳突肌内侧，相当于第3~6颈椎横突水平，扪到痉挛的肌肉，稍用力压迫，即可出现肩、臂、手部放射性疼痛。

24. 神经根型颈椎病有什么临床症状？

（1）颈痛和颈部发僵常常是最早出现的症状。有些患者还有肩部及肩胛骨内侧缘疼痛。

（2）上肢放射性疼痛或麻木。这种疼痛和麻木沿着受累神经根的走行和支配区放射，具有特征性，因此称为根性疼痛。疼痛或麻木可以呈发作性，也可以呈持续性。有时症状的出现与缓解和患者颈部的位置及姿势有明显关系。颈部活动、咳嗽、打喷嚏、用力及深呼吸等，可以造成症状的加重。

（3）患侧上肢感觉沉重、握力减退，有时出现持物坠落。可有血管运动神经的症状，如手部肿胀等。晚期可以出现肌萎缩。

25. 临床如何检查神经根型颈椎病?

临床检查:颈部僵直、活动受限。患侧颈部肌紧张，棘突、棘突旁、肩胛骨内侧缘以及受累神经根所支配的肌肉有压痛。椎间孔部位出现压痛并伴上肢放射性疼痛或麻木，或者使原有症状加重具有定位意义。椎间孔挤压试验阳性，臂丛神经牵拉试验阳性。仔细、全面的神经系统检查有助于定位诊断。

26. 脊髓型颈椎病有什么临床症状?

（1）多数患者首先出现一侧或双侧下肢麻木、沉重感，随后逐渐出现行走困难，下肢各组肌肉发紧、抬步慢，不能快走。继而出现上下楼梯时需要用上肢扶着拉手才能登上台阶。严重者步态不稳、行走困难。患者双足有踩棉花感。有些患者起病隐匿，往往是想追赶即将驶离的公共汽车，却突然发现双腿不能快走才意识到发病。

（2）一侧或双侧上肢麻木、疼痛，双手无力、不灵活，写字、系扣、持筷等精细动作难以完成，持物易落。严重者甚至不能自己进食。

（3）躯干部感觉异常，患者常感觉在胸部、腹部或双下肢有如皮带样的捆绑感，称为"束带感"。同时下肢可有烧灼感、冰凉感。

（4）部分患者出现膀胱和直肠功能障碍，如排尿无力、尿频、尿急、尿不尽、尿失禁或尿潴留等排尿障碍，大便秘结，性功能减退。病情进一步发展，患者须拄拐或借助他人搀扶才能行走，直至出现双下肢呈痉挛性瘫痪，卧床不起，生活不能自理。

27. 临床如何检查脊髓型颈椎病？

临床检查：颈部多无体征。上肢或躯干部出现节段性分布的浅感觉障碍区，深感觉多正常，肌力下降，双手握力下降。四肢肌张力增高，可有折刀感；腱反射活跃或亢进，包括肱二头肌反射、肱三头肌反射、桡骨膜反射、膝反射、跟腱反射；髌阵挛和踝阵挛阳性。病理反射阳性，如上肢霍夫曼（Hoffmann）征、罗索利莫（Rossolimo）征、下肢巴宾斯基（Barbinski）征、查多克（Chacdack）征。浅反射如腹壁反射、提睾反射减弱或消失。如果上肢腱反射减弱或消失，提示病损在该神经节段水平。

28. 交感神经型颈椎病有什么临床症状？临床如何检查？

（1）临床症状

1）头部症状：如头晕或眩晕、头痛或偏头痛、头沉、枕部痛，睡眠欠佳、记忆力减退、注意力不易集中等。偶有因头晕而跌倒者。

2）眼、耳、鼻、喉部症状：眼胀、干涩或多泪、视力变化、视物模糊（眼前好像有雾）等；耳鸣、耳部闷塞感、听力下降；鼻塞、过敏性鼻炎，咽部异物感、口干、声带疲劳等；味觉改变等。

3）胃肠道症状：恶心甚至呕吐、腹胀、腹泻、消化不良、嗳气及咽部异物感等。

4）心血管症状：心悸、胸闷、心率加快或减慢、心律失常、血压升高等。

5）面部或某一肢体多汗、无汗、畏寒或发热，有时感觉疼痛、麻木，但症状不按神经节段或走行分布。以上症状往往与颈部活动有明显关系，坐位或站立时加重，卧位时减轻或消失。颈部活动多、长时间低头、在电脑前工作时间过长或劳累时明显，休息后好转。

（2）临床检查：颈部活动多正常、颈椎棘突间或椎旁小关节周围的软组织压痛。有时还可伴有心率、心律、血压等的变化。

29. 椎动脉型颈椎病有什么临床症状？

（1）发作性眩晕，复视伴有眼震。有时伴随恶心、呕吐、耳鸣或听力下降。这些症状与颈部位置改变有关。

（2）下肢突然无力、猝倒，但是意识清醒，多在头颈处于某一位置时发生。

（3）偶有肢体麻木、感觉异常。可出现一过性瘫痪、发作性昏迷。

30. 颈椎病可有哪些头部症状？

颈椎病引起患者头部不适主要表现在交感神经型颈椎病及椎动脉型颈椎病，而在其他类型颈椎病中头部症状不多见。

（1）交感神经型颈椎病：①交感神经兴奋症状，头痛或者偏头痛、头晕，特别是在头部转动时加重，可伴有恶心、呕吐、视力下降、瞳孔扩大或缩小、眼睛后部发生胀痛、耳鸣、耳聋、听力下降、一侧面部无汗或者多汗等。②交感神经抑制症状，主要表现为头晕、眼花、流泪、鼻塞等症状。

（2）椎动脉型颈椎病：其头部症状主要为眩晕，可表现为旋转性眩晕、浮动性眩晕或摇晃性眩晕，头部活动时可诱发或者加重眩晕症状。还可有头痛，疼痛主要表现在枕部、顶枕部，也可放射到颞部，大多为发作性胀痛，而且常伴有自主神经紊乱症状，如失眠、神情萎靡等。可以出现突发性弱视，或者失明、复视，但短期内可自行恢复。

31. 为什么颈椎病会出现头部症状？

人体的颈神经有 8 对，当它们受到压迫时就会受到刺激并反射到头颈部，从而出现头颈部病理反应。该病理反应会受下列情况影响并出现相应表现。

（1）如果颈椎病压迫刺激了枕下神经（分布于头顶两侧），则出现头顶两边疼痛。

（2）如果颈椎病压迫刺激了枕小神经，则出现头后部疼痛。

（3）如果颈椎病压迫刺激了耳大神经，则出现耳垂疼痛。

（4）如果颈椎病压迫刺激了颈前皮神经，则出现颈前部疼痛。

（5）如果颈椎病压迫刺激的不是神经组织，而是穿过横突孔的椎动脉，则出现头晕、恶心等症状。

（6）如果颈椎病压迫刺激椎动脉时，可引起椎动脉的反射性收缩，从而引起脑缺血，可出现头晕症状。

32. 颈椎病可有哪些上肢症状？

颈椎病早期多为颈肩部疼痛，而且在短期内可以加重，并向一侧上肢或双上肢放射。放射疼痛范围根据受压部位而表现在相应的支配区域，皮肤可以出现麻木、感觉过敏、感觉减弱，同时可以出现上肢肌力减弱，手中持物突然掉落的现象，症状多为单侧，也可为双侧，可以出现上肢上举、外展、后伸有不同程度的限制，还可出现上肢肌萎缩，上肢牵拉试验阳性［即医生一手扶患者颈部，一手握患肢腕部，向相反方向牵拉，而出现放射性疼痛，可出现肱二头肌腱（C_6）及肱三头肌腱（C_7）腱反射减弱、亢进或消失，可引出病理性反射，如一侧或双侧的 Hoffmann 征（＋）］。如为交感神经型颈椎病则可出现上肢体无汗或多汗，皮温改变等现象。

以上是颈椎病常见的上肢肢体临床表现，但其他疾病如腕管综合征、胸廓出口综合征及肌萎缩侧索硬化等，也可引起上述上肢症状，故要做好鉴别诊断，给予正确的治疗。

33. 为什么颈椎病会出现上肢与手部症状？

多数颈椎病患者会出现上肢和手部麻木、酸胀及疼痛、无力等现象，甚至拿筷子吃饭、握笔写字都很困难，这主要与颈部脊髓神经的分布有关。上肢来源于颈部肢芽，随着上肢的发育，颈神经尾随进入上肢，故压迫刺激颈神经时，必然引起上肢症状。从颈神经分布来看，8 对颈神经中每根脊神经由一支前根和一支后根组成，前后根位于椎管内，于椎间孔处汇合后称为脊神经。颈神经前支大多互相吻合成神经丛，形成颈丛和臂丛。颈丛是由第 1~4 颈神经前支组成，臂丛由第 5~8 颈神经前支及第 1 胸神经前支的一部分组成。其中臂丛再发出分布于上肢的主要神经：前臂内侧皮神经、尺神经、正中神经、桡神经、肌皮神经等，这些神经分别支配肱二头肌、肱三头肌的运动和臂外侧、前臂和手内外侧的皮肤感觉。因此，当颈椎病出现对颈神经根的压迫刺激时，则会出现上肢和手部麻木、无力及活动、感觉等障碍。

34. 颈椎病可有哪些下肢症状？

颈椎病下肢症状常见于脊髓型颈椎病及椎动脉型颈椎病。患者大多表现为四肢麻木，尤以下肢为主，双下肢或一侧下肢肌力减弱或僵硬，行走笨拙、困难甚至有腿软，踩棉花感，不能站立及行走。感觉主要以痛觉减弱或消失最常见，少数患者下肢本体感觉消失及震动觉消失，肌张力增高，活动僵硬，出现"折刀征"。膝反射亢进，跟腱反射亢进，可引出髌阵挛及踝阵挛，即患者仰卧，检查者以一手的拇示二指抵住髌骨上极，用力向下急促抵住髌骨，引发髌骨连续交替的上下移动，即髌阵挛；踝阵挛即检查者一手托住患者下肢腘窝，一手握足，用力使其踝关节突然背屈，可以引发踝关节连续的交替伸屈运动。患者也可出现白色划纹征，此征在下肢肢体表现明显，即用钝器轻而快地划过皮肤，在 8~20 秒内，划过之处出现白色划纹，可持续 1~5 分钟，这是交感神经兴奋、血管收缩所致。颈椎病患者下肢肢体可出现皮温发凉、无汗或多汗等诸多症状。

35. 颈椎病可有哪些偏侧症状？

颈椎病偏侧症状常见于脊髓型颈椎病，主要是颈椎间盘脱出或骨质增生引起的脊髓一侧压迫症状。多好发于 40~60 岁，常是多节段的病变。一般不能按感觉异常的区域和水平定位出病变的节段，按其感觉运动方面的异常表现，临床上可表现为偏侧型，即半侧运动功能障碍症状重，而另半侧感觉功能障碍症状重。患者可出现脊髓病手，即手指间骨间肌肉出现麻痹，患者手臂前伸，手掌向下手指伸直时，小指略外展，严重的示指和环指不能向中指靠拢。另一个症状是手指握拳速度慢，10 秒以内握拳次数在 20 次以内，手动作笨拙，细小动作失灵，如穿针引线、写小字等。半侧下肢肌力较弱，站立行走困难、步态不稳、容易跌倒、不能跨越障碍，可出现上下肢肌张力增高、腱反射亢进，以及病理性反射的出现，如霍夫曼征阳性、髌阵挛及踝阵挛的出现，重症时可出现巴宾斯基征阳性，而感觉无明显异常表现；另半侧肢体则感觉或痛觉减弱或消失，但其表现不规则，缺乏区呈片状或者条状，肢体麻木，有踩棉花感，而肌力和肢体运动影响不多。

36. 颈椎病可有哪些交叉症状？

颈椎病交叉症状主要见于脊髓型颈椎病。按肢体感觉、运动的缺失，在临床上表现为肢体交叉功能障碍。其原因是颈椎管前后径窄，且第 5、6 颈髓为颈膨大，故易被椎间盘突出、椎体后缘骨刺、骨化的后纵韧带、肥厚的黄韧带病理产物所压迫。在颈椎伸屈活动中，颈髓将在这些病理产物上反复摩擦致伤。更为重要的是，颈椎伸展活动刺激脊髓软脊膜上的交感神经丛，使脊髓前动脉和冠状动脉发生痉挛，甚至栓塞，使该段脊髓缺血、变性或坏死。颈椎间盘突出及其他退化物主要压迫一侧神经根并压迫同侧脊髓，可产生同侧上肢和对侧下肢的功能障碍，临床上表现为同侧上肢出现放射性疼痛、麻木、无力等症状，而对侧下肢出现无力、麻木等感觉和运动功能的减退或丧失。一侧脊髓完全压迫，可出现同侧肢体无力、行走困难等运动功能障碍，而对侧肢体出现痛觉、温觉障碍，临床上称为布朗-塞卡（Brown-Seguard）综合征。

37. 颈椎病为什么会出现大小便障碍？

脊髓位于椎管内，呈前后稍扁的圆柱状，外包被膜，上端在枕骨大孔处与延髓相连，下端尖削，呈圆锥状，称为脊髓圆锥，终止于第 1 腰椎下缘；腰、骶尾部的脊神经根在未合成脊神经穿过相应的椎间孔前，在椎管内水平垂直下行，这些神经根在脊髓圆锥下方，围绕终丝集聚成束，呈马尾状，称为马尾神经。在马尾神经中存在与排尿、排便及性功能相关的神经中枢，它控制完成排尿、排便及性生活等活动。

当脊髓型颈椎病患者出现脊髓受压时，马尾神经所接受到的各种感觉和运动信号不能很好地经脊髓传导至大脑，导致患者的马尾神经控制区域失去大脑神经的支配，而出现一系列功能障碍，临床上表现为尿频、排尿困难、尿失禁等。排便障碍患者表现为便秘、大便失禁、排便急迫等。男性患者出现性功能障碍者在临床上也很常见，表现为性功能减退或丧失，个别出现性功能亢进。女性患者以出现性欲减退者多见，常出现性感觉丧失。

38. 颈肩痛是否都是颈椎病？

尽管颈椎病是造成颈肩痛的常见原因，但临床上还有许多疾病能以颈肩痛为主要表现。颈肩部疼痛只是一种临床现象，我们要仔细鉴别，不要让颈椎病掩盖了其他疾病。

造成颈肩痛的疾病还包括：

（1）颈椎本身的一些疾病，常见的有炎症性疾病，包括类风湿关节炎、颈椎结核等。还有颈椎肿瘤、先天性畸形、外伤或退化性滑脱等。这些疾病都可以产生神经压迫，造成颈肩痛。临床上采用影像学检查鉴别，如 X 线、CT 和 MRI。颈肩部肌肉、韧带劳损也较多见，如棘上韧带炎、提肩胛肌劳损、斜方肌筋膜炎等，这些疾病都有特定的压痛部位，仔细查体可以鉴别。

（2）颈髓疾病，如脊髓肿瘤、梅毒、脊髓空洞症等，应除外这些神经疾病。

（3）神经血管压迫综合征，如肘管综合征、腕管综合征、胸廓出口综合征等，临床上并不少见。注意产生症状的体位，以及上肢麻木区域，肌萎缩部位的神经支配，必要时进行肌电图检查。千万不要因患者是中年以上，X 线检查显示有颈椎退行性改变，就用"颈椎病"解释所有颈肩痛、上肢麻木。

（4）肩部疾病，如肩周炎、肩峰下滑车炎、肩袖损伤等。临床上要注意压痛部位、肌萎缩情况和肩部活动受限等。

（5）其他疾病导致的牵扯痛，如心绞痛、胸膜炎、膈疝，更要警惕，以免产生严重后果。

39. 颈椎病为什么会出现视力障碍？

颈椎病可以影响视力，其原因与颈椎病造成的自主神经功能紊乱和椎-基底动脉供血不足有关。颈椎病影响视力不仅可以造成常见的视物模糊，视力下降，眼睛胀痛、抽痛，视疲劳，睁眼无力，畏光流泪，眼前冒金星等，还可以造成视野缩小，视力锐减，甚至失明等。

颈椎病引起的视力障碍的特点：①眼部症状与头颈部姿势改变有明显的关系，不少人在某一特殊姿势时，感到眼部症状和颈椎病的症状同时减轻，而在另一姿势时则会同时加重。②眼部症状和颈椎病症状同时发生或相继出现，症状与颈椎病的病情变化关系密切。③眼部检查常查不出明显的病因，按颈椎病治疗则视力改善。

40. 颈椎病为什么会出现吞咽困难？

一般情况下，出现吞咽困难时，首先想到的是咽部或食管是否有病变。其实，颈椎病也可以有这种症状。其原因是颈椎椎体增生可向前突出，若突出骨刺过大则会压迫食管，引起吞咽困难，所以食管钡餐检查可发现梗阻常在下颈段，侧位透视下看到椎体上缘或下缘有突出物，可与食管癌鉴别。此外，在以压迫椎动脉为主的椎动脉型颈椎病的诸多症状中，也有少见的吞咽困难症状。

41. 头晕是不是得了颈椎病？

头晕的原因很多，不是颈椎病专有的症状，如眼的屈光不正、高血压、梅尼埃病、耳前庭功能受损及颅内病变等，应找有关科室进行全面检查。能引起头晕的骨科疾病常见有以下两种。

（1）椎动脉型颈椎病：椎动脉从颈总动脉分出上行，经过第6颈椎横突孔，从寰椎横突孔上方穿出，于枕骨大孔的外缘进入颅腔，在延髓和脑桥处合成基底动脉，其血液供应颈髓上段和延髓，营养内耳、脑桥、中脑、小脑、间脑及颅脑枕叶、颞叶的一部分，所以临床症状可以多样。以眩晕最常见，其性质为旋转性，或表现为站不稳，有地面移动或倾斜感，头颈过度伸屈或侧转时可诱发眩晕。X 线检查可见颈椎增生较明显，特别是左右斜位片可见钩突关节增生变窄，椎间孔变窄或呈葫芦状。椎动脉造影或 MRI 动脉成像可以发现椎动脉改变，行脑电图检查时做压迫颈总动脉试验，可有缺血改变。

（2）枕大神经痛：由颈大神经后支组成的枕大神经从枕外隆突、提肩胛肌及斜方肌止点穿出，支配区在同侧后半头皮及前额部皮肤感觉。当提肩胛肌肌群肌腱炎时，可影响枕大神经而发生枕大神经炎，患者可有患侧半侧头痛（两侧同时发生时，整个后头部痛）、头晕、恶心，有时可有向一侧倾倒的感觉和眼眶发胀及"睡不醒"、睁眼困难的感觉，转头时症状可加重。患者同时还有后伸颈受限、后颈部酸痛不适，为提肩胛肌和斜方肌在肩胛内上角上点处肌腱炎刺激枕大神经引起，有时症状可以很重。这种疾病易被误诊为"颈椎病"，颅脑或颈椎 CT 或 MRI 检查常无异常或轻度的颈椎间盘膨出，或轻度增生。长期按颈椎病处理效果不佳，反复发作。这类患者枕外隆凸处可产生压痛，用风油精或酮洛芬凝胶按摩此处，或局部封闭，头晕症状可立即缓解。如肩胛内上角有压痛，局部封闭或外擦酮洛芬凝胶，外贴麝香壮骨膏，口服双氯芬酸二乙胺或对乙酰氨基酚等药物数日后，症状即可完全解除。

42. 什么是颈性血压异常？

因颈椎病造成的血压升高或降低，称为颈性血压异常，其中以血压升高较为多见，也称为颈性高血压。本病与颈椎病所导致的椎-基底动脉供血不足和颈部交感神经受刺激引起的功能紊乱有关。临床表现主要是颈椎病的症状和血压的异常改变。患者虽然都有血压异常的表现，但是有些并不以血压升高前来就诊，而是体检时或因颈痛等就诊时才发现血压升高。也有的患者按"高血压"久治不愈，当治疗颈椎病后血压也随之降至正常或接近正常。凡是颈性血压异常的患者应当以治疗颈椎病为先，只有颈椎病得到缓解，才能改善椎-基底动脉供血情况，从而缓解血压异常。

43. 颈椎病为什么会出现手指麻木？

颈椎病患者出现手指麻木是组成臂丛神经的颈神经根受到刺激或压迫而形成神经根型颈椎病所致。颈脊神经共有 8 对，左右对称排列，每对均有前根和后根，在椎间孔内，前根在前下，后根在后上。经脊神经间孔后，其前支主要组成颈丛和臂丛，其中臂丛分布到手指。颈椎病发生时，如果颈椎间盘突出压迫组成臂丛的颈神经根的椎管内部分，或者钩椎关节骨质增生压迫、刺激椎间孔内的颈神经根时，就会出现颈、臂、手部的麻木、疼痛。当头部负重、上肢上举、颈部运动或咳嗽致腹压增高时，疼痛可放射至上臂、前臂或手指，并有触电样感觉。此外，受累肌肉可有不同程度的萎缩、无力和运动障碍。

44. 出现手指麻木就一定是颈椎病吗？

颈椎病可引起手指麻木，但手指麻木还有其他原因，如腕管综合征是较为常见引起手指麻木的原因。这是由于正中神经在腕管内受压所致。中年妇女中较多见。一般患者首先感到拇指、示指及中指麻木或疼痛，持物无力，常误诊为颈椎病。本病特点以中指麻木为明显表现。夜间或清晨症状最重，适当抖动手腕后症状可以减轻。骑自行车时手扶车把不动则手指麻木症状加重，所以有些患者经常喜欢甩手以求麻木减轻，这是为什么呢？下面将详细介绍其原因。

腕管是由腕骨和腕横韧带组成的一个骨-纤维隧道，腕管内有拇长屈肌腱及指浅、深屈肌腱和正中神经通过。正中神经位置最浅，位于腕横韧带和其他肌腱之间，它出腕管后支配大鱼际肌群（拇收肌除外）及拇指、中指、示指皮肤感觉。当腕向掌侧屈曲并握拳时，正中神经受压加剧，而腕背屈手指伸直时正中神经受压减轻。这种解剖学特点就是引起患者喜欢甩手的原因。

引起腕管综合征的原因包括外源性压迫如严重瘢痕或良性肿瘤，管腔本身变小如桡骨下段骨折、腕骨骨折脱位等，腕管内占位性病变如腱鞘囊肿、脂肪瘤，血肿、变异的肌腱等。另外，不得不长期过度用力使用腕部的职业，如木工、厨师等，腕管内压力反复出现急剧变化，这种压力改变也是正中神经发生慢性损伤的原因。

腕管综合征有时需与颈椎病及其他部位的正中神经损伤相鉴别，一旦出现腕以下手指的麻木或疼痛，握拳无力，经甩手或背屈腕部能缓解症状者，应想到此病的可能并去医院就诊。

对于腕管综合征的治疗，原则上是去除病因，如切开腕横韧带减压，切除囊肿、脂肪瘤、变异的肌肉，松解正中神经。如神经已变硬或局限膨大，说明正中神经的继发病变较重，应行神经束膜外膜松解术。因为有损伤神经的可能，一般不主张腕管内注射药物。当然对于早期病例，腕部制动于中立位可以缓解症状。

45. 颈椎病会造成瘫痪吗？

极少数脊髓型颈椎病患者会出现下肢乃至四肢瘫痪，但是发生率很低，绝大多数患者经过非手术治疗可以缓解症状，以致治愈不再复发。但是极少数必须加强调养，严禁颈部推拿、按摩，因为这些患者即使受到轻微外伤也可以使症状加重。在日常生活和工作中要防止颈部的急性损伤和慢性劳损，适当锻炼，维护颈椎稳定性，促进康复，尽量减少颈椎病发作的机会。

46. 如何判断自己是否得了颈椎病？

颈椎病的主要症状是颈、肩、臂部疼痛，可放射至头枕部和上肢，少数有眩晕、猝倒，或者一侧面部发热、出汗异常，严重者双下肢活动受影响，甚至截瘫。具体表现如下。

（1）可以有颈部发僵、发硬、疼痛，颈部活动受限，肩背部沉重，肌肉变硬，上肢无力，手指麻木，肢体皮肤感觉减退，持物坠落等表现。

（2）出现下肢僵硬，似乎不听指挥，或者下肢无力，有踩棉花感。

（3）可以有头痛、头晕、视力减退、耳鸣、恶心等异常的感觉。

（4）少数患者出现大小便失禁、性功能障碍，甚至四肢瘫痪。

有以上表现者要及时到医院做进一步的检查，以便早期诊断，早期治疗。

47. 颈椎病是否都要拍摄 X 线平片？

X 线平片是颈椎损伤及某些疾病诊断的重要手段，也是颈部最基本和最常用的检查技术，即使在影像学技术高度发展的情况下，也是不可忽视的一种重要检查方法。X 线平片对于判断颈椎损伤的严重程度、治疗方法选择、治疗评价等提供影像学基础。X 线平片能显示 2mm 以上的早期病灶等细微变化，显露出颈椎病变的蛛丝马迹。医生根据 X 线平片表现可做出定性、定量诊断，或者给出定位性意见。此外，依据正位、侧位、左右斜位片表现及临床体征，可决定是否需要进一步做其他检查。颈椎四位片可显现椎体、附件和小关节有无增生肥大，关节面与椎体边缘有无硬化增生和骨刺形成，以及颈椎曲度、椎间隙大小等。

48. 不同类型的颈椎病各有哪些X线表现？

（1）颈型颈椎病：初发多无明显阳性表现，约1/3的患者X线平片显示颈椎生理曲度变直或椎间隙狭窄。

（2）神经根型颈椎病：X线平片可显示颈椎生理曲度变直或消失，椎间隙变窄。椎间前后缘可见不同程度的骨质增生、项韧带钙化等。

（3）椎动脉型颈椎病：X线平片可见颈椎钩椎关节或上关节突骨刺形成，或者因椎体半脱位引起上关节突向前方滑脱。

（4）脊髓型颈椎病：X线平片可显示颈椎生理曲度变直或反张。受累的颈椎椎体出现退行性改变，80%以上的病例于患椎后缘有明显唇样骨刺形成，其矢状径自1~6mm或更长，一般为3~5mm。椎管前后径缩小，绝对值多低于14mm，约半数在12mm以下。

（5）交感神经型颈椎病：X线平片可见颈椎或上位胸椎有退行性改变现象。

49. X线平片上颈椎生理曲度变直说明了

什么？

颈椎从后面看似乎是直的，但在侧位X线平片上看并不是，其中段有一向前凸出的弧度，这一向前的弧形凸起，就是颈椎的生理曲度。颈椎生理曲度形成的原因是第4~5颈椎间盘前厚后薄。这能满足人体生理的需要，增强颈椎的弹性，起到一定的缓冲振荡的作用，防止大脑的损伤。同时，也能满足颈部脊髓、神经、血管等重要组织正常的生理解剖需要。颈椎生理曲度的改变，如变小、变直，甚至向后反弓，提示颈椎病的存在。颈椎病患者一般都存在颈椎生理曲度改变。

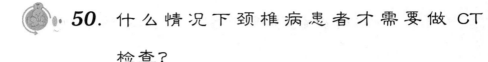 *50.* 什么情况下颈椎病患者才需要做 CT 检查?

对大多数颈椎病患者来说,拍摄一张 X 线平片即可确诊。但是,X 线平片检查也有它的局限性,比如 X 线平片对骨骼的显示较清晰,但对软组织如椎间盘、脊髓、韧带等的异常辨别能力较低,而 CT 则能解决这一问题。

当临床怀疑颈椎病而拍摄 X 线平片无异常发现时,或者 X 线平片显示改变显著、症状严重,需要确定是否手术治疗及确定手术方案时,就要做 CT 检查。

51. 什么是诱发电位检查?

诱发电位是指中枢神经系统在感受人工诱发的刺激过程中所产生的电活动,此电活动可被记录下来供比较与分析。诱发电位的种类很多,目前临床对疼痛性疾病诊断常用的有躯体感觉诱发电位、视觉诱发电位、脑干听觉诱发电位。与颈椎病检查和诊断有关的为躯体感觉诱发电位,此电位又可按刺激电极和记录电极放置的部位不同而分类。检查颈椎病多采用其中的周围神经诱发电位、节段性体感诱发电位与脊髓诱发电位。

52. 颈椎病的肌电图检查有什么意义?

中枢神经系统的信号通过脊髓前角的运动神经元传递给肌肉。支配上肢和肩部肌肉的神经根全部要经过颈椎的椎间孔,当颈椎骨质增生或者软组织压迫到神经根时,受支配的肌肉就出现失神经的改变。

肌电图检查是用电子仪器记录肌肉自身电活动的检查方法。当神经受到损害时，肌电图显示肌肉出现一系列改变，根据这些改变我们可以知道支配肌肉的神经是否受到损害。肌电图可以根据这些不同的肌肉与神经根的关系，诊断出有病变的神经根，比如发现三角肌和肱二头肌同时有神经损害的病变，提示第 5 颈神经根部位的损害。若肱二头肌和肱三头肌有神经损害则提示第 5 颈和第 6 颈神经根的病变。因此，肌电图还可以诊断是神经还是肌肉病变，所以肌电图可以诊断颈椎病是否压迫了神经根，压迫了哪条神经根。同时也可以观察治疗效果，但是不能仅依靠肌电图诊断颈椎病。

53. MRI 检查对颈椎病的意义是什么？

颈部磁共振成像（MRI）检查可以清晰地显示出椎管内、脊髓内部的改变和脊髓受压部位及形态改变，对于颈椎损伤、颈椎病及肿瘤的诊断具有重要价值。当颈椎间盘退变后，其信号强度也随之降低，无论在矢状面或横断面，都能准确诊断椎间盘突出。磁共振成像在颈椎疾病诊断中，能显示椎间盘突出向后压迫硬脊膜囊及神经根的范围和程度。

54. 什么是颈椎病的经颅多普勒超声检查？

经颅多普勒超声是应用多普勒效应原理测定动脉血管内的血流速度和血流方向，可以分别观察椎动脉的起始、椎管内及颅内段，诊断血管是否狭窄或闭塞，以及侧支循环建立程度。颈椎病的骨质增生或者椎间盘突出压迫神经根引起上肢无力和疼痛，压迫血管会引起血管远端的供血减少。椎动脉从第 6 颈椎进入横突孔，上穿至第 1 颈椎横突孔，经枕骨大孔入颅，行走在骨性的孔道之中，容易受到骨刺和软组织的压迫。另外，颈椎病多见于年龄较大的患者，椎动脉常常合并动脉硬化，血管的顺应性下降，当转颈、仰头或者低头时对血管的压迫和对血流的影响比较明显，容易引起脑供血不足。

55. 颈椎病的诊断标准是什么？

（1）颈型颈椎病：具有典型的落枕史及颈型颈椎病的颈项部症状和体征；影像学检查可正常或仅有生理曲度改变或轻度椎间隙狭窄，少有骨刺形成。

（2）神经根型颈椎病：具有根性分布的症状（麻木、疼痛）和体征；椎间孔挤压试验和/或臂丛牵拉试验阳性；影像学检查所见与临床表现基本相符合；排除颈椎外病变（胸廓出口综合征、网球肘、腕管综合征、肘管综合征、肩周炎、肱二头肌长头腱鞘炎等）所致的疼痛。

（3）脊髓型颈椎病：出现颈髓损害的临床表现；影像学检查显示颈椎退行性改变、颈椎管狭窄，并证实存在与临床表现相符合的颈髓压迫；除外进行性肌萎缩侧索硬化、脊髓肿瘤、脊髓损伤、继发性粘连性蛛网膜炎、多发性末梢神经炎等。

（4）交感神经型颈椎病：诊断较难，目前尚缺乏客观的诊断指标。出现交感神经功能紊乱的临床表现、影像学检查显示颈椎节段性不稳定。对部分症状不典型的患者，如果行星状神经节结封闭或颈椎高位硬膜外封闭后，症状有所减轻，则有助于诊断。除外其他原因所致的眩晕：①耳源性眩晕，内耳出现前庭功能障碍导致眩晕，如梅尼埃病、耳内听动脉栓塞。②眼源性眩晕，屈光不正、青光眼等眼科疾病。③脑源性眩晕，因动脉粥样硬化造成椎-基底动脉供血不足、腔隙性脑梗死、脑部肿瘤、脑外伤后遗症等。④血管源性眩晕，椎动脉的 V_1 和 V_3 段狭窄导致椎-基底动脉供血不足、高血压、冠心病、嗜铬细胞瘤等。⑤其他原因，糖尿病、神经症、过度劳累、长期睡眠不足等。

（5）椎动脉型颈椎病：曾有猝倒发作，并伴有颈源性眩晕；旋颈试验阳性；影像学检查显示节段性不稳定或钩椎关节增生；除外其他原因导致的眩晕；颈部运动试验阳性。

56. 为什么肱二头肌肌腱炎容易被误诊为"颈椎病"？

肱二头肌肌腱炎是肩痛的常见原因之一，疼痛可沿上臂内侧放射至肘部，常被误诊为颈椎病。其中以肱二头肌长头腱鞘炎或滑膜炎最为常见。从其解剖和功能上分析，肱二头肌长头自肩胛骨盂上粗隆起始，经结节间沟出关节囊，在结节间沟内被滑液囊包裹，该滑囊与肩关节关系密切，是肩关节滑膜向外突出形成的。肱二头肌肌腱几乎参与肩部所有的活动，运动时肱骨头在肌腱上上下滑动。某些工作需要反复屈肘并抬举上臂，或者要求上臂维持于过头位置，易导致肱二头肌长头及其腱鞘发生慢性损伤，出现损伤性炎症，其结果为腱鞘充血、水肿，腱鞘纤维化、增厚、粘连带形成，肌腱滑动受限。其临床表现为肩前部疼痛，可牵涉至三角肌止点甚至肱二头肌肌腹。疼痛夜间明显，肩部活动障碍及肌无力有时进展迅速，疼痛和活动障碍进一步受限，在结节间沟或肌腱上有压痛点。

57. 为什么提肩胛肌和菱形肌肌腱炎容易被误诊为颈椎病？

提肩胛肌和菱形肌均有止点在肩胛内上角处，向颈椎部延伸止于椎旁及枕骨隆突处。当肌腱炎时，肩胛骨内上角止点处疼痛，并可向上放射到颈椎棘突旁，患者转颈受限，患者常有"头支不住"的感觉，后伸颈时疼痛加重，常被误诊为颈椎病。当枕骨隆突处肌腱止点也发生炎症时，还可产生枕大神经痛致头晕，更易误诊为颈椎病。当

X线平片同时显示有骨质增生时，更容易混淆，但按颈椎病治疗效果不佳。

检查肩胛内上角有明显压痛点可作出诊断。有头晕者应同时检查枕骨粗隆处压痛点，对症状重者局部封闭治疗，可立刻见效，一般病例可口服双氯芬酸二乙胺等抗炎镇痛药25mg，3次／日，饭前15分钟口服同时局部用双氯芬酸二乙胺乳胶剂进行按摩，效果较好。

58. 颈肋综合证是颈椎病吗？

如果患者有第7颈椎肋骨存在，或者第7颈椎横突过长，当肩部下垂时，如发生上肢麻痛，疼痛常呈放射性的，还可见小指麻木，很像颈椎病。这种患者常较年轻，还常常有血管压迫症状，如手部发凉、发白或发紫。斜角肌压迫试验（Adson试验）阳性，即患者坐直，头偏向一侧，检查者立于患者一侧，手握患者腕部桡动脉处然后慢慢将患者上肢外展、上举，到一定高度时桡动脉搏动减弱至消失，同时患者感觉手部麻痛，即可诊断。X线平片可见第7颈椎肋骨或横突肥大，如不存在，则可能是由前斜角肌压迫造成。

59. 运动神经元疾病与颈椎病怎样鉴别？

进行性脊髓性肌萎缩属于下运动神经元病，其主要病理表现是脊髓前角细胞广泛变性。

颈椎病和运动神经元病都可以引起受累肌萎缩。颈椎病压迫脊髓可以引起下肢锥体束征，运动神经元病也可以侵犯脊髓侧索引起上、下肢锥体束征。不同的是，颈椎病为压迫神经根引起肌肉失神经，压迫前根可以引起运动障碍，压迫后根则引起感觉障碍。而运动神经元病则是脊髓前角细胞病变，是纯运动系统的疾病。病变波及脊髓全长，甚至延髓。所以受累的肌肉不仅分布在上肢，下肢和延髓支配的肌肉同样受累。然而，感觉神经很少受累，也不会出现感觉症状。两者的鉴别见表2-1。

表2-1　运动神经元病和颈椎病的鉴别

鉴别点	运动神经元病	颈椎病
肌萎缩	广泛，双侧。舌肌、胸锁乳突肌、下肢肌肉均受累	局限，一侧多见。肩部或手部小肌肉受累
肉跳	常见	无
颈肩部疼痛	无	常有
感觉障碍	无	有，按神经根分布
上肢腱反射	增强或减弱	减弱
霍夫曼（Hoffmann）征	有	无
下肢病理征	有	正常或有
大小便障碍	无	可有
吞咽困难、说话不清	可有	无
肌电图	广泛前角细胞损害	局限在上肢神经根分布的神经源性损害
颈椎X线平片	正常	颈椎病改变
腰椎穿刺脑脊液动力学	正常	梗阻
颈椎CT	正常	骨质增生，椎间盘突出
脊髓磁共振成像	正常	脊髓压迫

 60. 脊髓空洞症与颈椎病如何区别？

　　脊髓空洞症好发于颈段和胸段脊髓，可引起皮肤感觉障碍，偶尔也可出现手部和肩臂部酸痛，也可有手部肌萎缩，有时被误诊为颈椎病。但这些患者多为青少年，检查患者有感觉分离现象，即痛觉和其他深浅感觉分离，温度觉减退更为明显。MRI 检查可见脊髓内有空洞存在。

61. 颈部有响声是否得了颈椎病？

颈部活动时出现的"响声"或"弹声"可能是肌腱滑动时弹响，或者是项韧带钙化、颈椎小关节紊乱或关节囊炎，以及颈部韧带炎症所致。颈部的"响声"可以是颈椎病时的一种临床表现，但有"响声"并不一定就有颈椎病。尽管其产生也是颈椎慢性损伤，发生退行性改变所致，但只有部分有可能发展成颈椎病。所以，不应仅有颈部"响声"就确诊为颈椎病。

62. 梅尼埃病和颈源性眩晕有何区别？

梅尼埃病是一种特发的内耳病，基本病理改变为膜迷路积水。临床表现为反复发作的旋转性眩晕，感音神经性听力损失、耳鸣和耳胀满感，发作间期无眩晕。其病因至今仍不完全清楚，基本病理学特征是内淋巴积水、膨胀、压力升高，压迫前庭末梢感觉上皮，或者引起迷路膜破裂而引起的一系列症状。

颈源性眩晕是颈椎及有关的软组织发生器质性和功能性病变所引起的眩晕，主要是颈椎骨质和颈椎系统软组织病变致椎-基底动脉供血障碍引起的一系列症状。

63. 颈源性眩晕和其他眩晕如何鉴别？

眩晕是一种运动性或位置性错觉，由于平衡感觉障碍，引起自身或外界原本静止的景物似乎在运动的错觉，呈旋转、摇摆或飘浮感。颈椎病和其他许多疾病均可引起眩晕，要在众多疾病中作出鉴别诊断必须全面采集病史，进行必要的全身检查，结合临床症状和体征综合分析，才能作出正确诊断。常见几种眩晕的鉴别诊断见表2-2。

表2-2　常见眩晕的鉴别诊断

类型	眩晕特点	伴发症状	眼震和平衡障碍	神经系统症状
颈源性眩晕	突发，有旋转感、晃动、不稳感、沉浮感等，与颈部或头位有关	头痛、视觉症状、肢体麻木、感觉异常、吞咽或构音障碍等	部分有自发性或位置性眼震，为水平或水平旋转性，方向固定。有平衡失调	可有意识障碍
中枢性眩晕	逐渐起病，呈持续性，多向一侧移动，也有旋转感较轻	伴有关疾病的相应症状	眼震随病变部位多变，粗大，无潜伏期，持续时间长。中脑以上病变一般无眼震。有平衡障碍	有脑神经及传导束症状
精神性眩晕	头晕多于眩晕，发作及持续时间与情绪变化有关	伴焦虑、失眠等	多无眼震，可有步态不稳，多无平衡障碍	自觉症状多，但无阳性体征
前庭末梢性眩晕	起病突然，呈阵发性，旋转感、自身运动或外物转动感强烈	常伴耳鸣、听力下降，自主神经症状	有水平或水平旋转性眼震，慢相向病灶侧，有潜伏期，多有平衡障碍	无第Ⅷ对脑神经以外的脑神经症状

三

颈椎病的非手术治疗

 64. 颈椎病有哪些治疗方法？

颈椎病的治疗有手术治疗和非手术治疗之分。大部分颈椎病患者经非手术治疗效果优良，仅一小部分患者经非手术治疗无效或病情严重而需要手术治疗。

颈椎病的治疗方法应因人和病情而定，非手术治疗主要适用于轻症的各型颈椎病如神经根型、椎动脉型、脊髓型；药物可以用非甾体抗炎药、神经营养药、解痉药等。

对于非手术治疗无效或已出现明显神经损害症状的患者应手术治疗。

 65. 非手术治疗包括哪些治疗方法？

大部分颈椎病患者经过非手术治疗获得痊愈或缓解。非手术治疗的关键是消除致病原因。另外，可采用中医、西医、中西医结合及康复治疗等综合疗法消除症状，如中医药治疗手段结合抗炎镇痛、扩张血管、利尿脱水、营养神经等药物。

（1）物理因子治疗：①直流电离子导入疗法。②低频调制的中频电疗法。③超短波疗法。④超声波疗法。⑤超声电导靶向透皮给药治疗。⑥高电位疗法。⑦热射线疗法。⑧其他疗法，如磁疗、电兴奋疗法、音频电疗、干扰电疗、蜡疗、激光照射等治疗也是颈椎病物理治疗经常选用的方法，选择得当均能取得一定效果。

（2）牵引治疗：牵引是指利用大小和方向恰当的持续外在牵引力来对抗患肢肌肉收缩力量的疗法。

（3）手法治疗：常用的方法有中式手法及西式手法。中式手法指中国传统的按摩推拿手法，一般包括骨关节复位手法及软组织按摩手法。西式手法在我国常用的有麦肯基（Mckenzie）方法、关节松动手法（Maitland 手法）、脊椎推拿疗法（chiropractic）等。

（4）运动治疗：总的宗旨是加强颈部肌肉锻炼和户外运动。颈椎运动疗法常用的方式有徒手操、棍操、哑铃操等，有条件者也可用机械训练颈椎柔韧性练习、颈肌肌力训练、颈椎矫正训练等。此外，还有全身性的运动如跑步、游泳、球类运动等也是颈椎病常用的治疗性运动方式。运动疗法适用于各型颈椎病症状缓解期及术后恢复期的患者。

（5）矫形支具应用：最常用的有颈围、颈托，可应用于各型颈椎病急性期或症状严重的患者。颈托也多用于颈椎骨折、脱位，经早期治疗仍有椎间不稳定或半脱位的患者。

66. 什么是直流电离子导入疗法？

直流电离子导入疗法又称离子导入疗法，是利用直流电将药物离子通过完整的皮肤或黏膜导入人体治疗疾病的一种物理疗法。离子导入疗法所需治疗设备有治疗机、导线、电极板、固定电极用品、专用药液及专用的药物衬垫。选用的药物必须能电离成带正电荷或负电荷的离子（或胶体质点）。应用于离子导入疗法的药物有碘化钾、普鲁卡因、冰醋酸、陈醋、威灵仙及草乌浸出液和一些自配中药制剂等。离子导入疗法治疗颈椎病具有促进颈部血液循环，舒张血管，增加局部血流量，改善局部组织营养，减轻组织水肿和缺氧状态，减少疼痛，改善局部代谢，减轻炎症反应等作用。

67. 红外线疗法如何治疗颈椎病?

红外线疗法又称热射线疗法,是利用热射线作用治疗疾病的一种自然疗法。红外线是一种不可见光,因位于可见光谱红色光之外而得名,物体吸收红外线后将被加热,所以又称热射线疗法。热射线疗法常用的治疗设备为伴发可见光的红外线辐射器(分立地式及手提式两种),不伴发可见光的红外线辐射器、光热浴器(现已很少应用)几种。

热射线疗法治疗颈椎病的机制:①扩张血管,加快血流,改善血液循环和淋巴回流,加强组织营养,促进细胞再生,消除慢性炎症。②降低肌肉的张力和神经的兴奋性,解除痉挛,从而缓解疼痛。③减轻粘连,软化瘢痕,促进与颈椎病有关的各种运动器官功能的恢复。④促进吸收,减轻肿胀,促使组织内张力下降,达到镇痛的目的。

使用时应注意保护眼睛,可用渍水的棉球或纱布盖于眼睛上面。照射时注意皮肤颜色的变化以防灼伤。

 68. 超短波疗法如何治疗颈椎病?

超短波疗法又称超高频电场疗法,是应用波长 1～10m,频率 30～300MHz 的高变电磁场治疗疾病的方法。超短波疗法常用的治疗设备为国产超短波治疗机。

超短波疗法治疗颈椎病的机制:①利用超短波机械振动的压力变化,可以增强细胞膜通透性,提高组织细胞代谢,促进骨痂生长,增强细胞的活力和再生能力。②利用超短波产热作用升高组织温度,可使组织充血,渗透性增高,加强组织细胞的生化反应,改善局部组织血液循环和营养,促进水肿吸收和炎症消散。③超短波能加速或抑制化学反应,使很多酶活化,并使组织酸碱度发生变化,减轻炎症,降低神经兴奋性和传导速度，从而达到缓解或抑制疼痛的目的。

 69. 磁疗法如何治疗颈椎病？

　　磁疗法是使用磁场作用于身体以治疗疾病的一种物理疗法，也是我国十分古老的一种自然疗法。古代中医文献中有不少关于磁疗法的论述，包括内服、吸治和敷贴等方法。磁疗法的治疗设备有永磁材料制品、旋转磁疗机、磁颤摩机、电磁感应治疗机、磁水器等种类。磁疗的方法颇多，比较常用的有穴位磁疗法、磁按摩法、交变磁场疗法、磁电综合疗法、磁针疗法、磁水疗法等方法。磁疗法治疗颈椎病可有以下作用。①镇痛作用。②消肿作用。③消炎作用。④镇静作用。

 70. 神经根型颈椎病如何进行物理治疗？

　　神经根型颈椎病的临床表现以颈、肩、臂部的放射性疼痛为特点。在急性期，应以改善局部血液循环、消除炎症、水肿为治疗原则；在慢性期，则应以改善血供、松解粘连为原则。可以酌情选择的理疗方法如下。

　　（1）颈椎牵引：电动或机械牵引，牵引时取坐位或仰卧位，颈前屈 15°~30°，连续或间歇式牵拉，牵引力 4~10kg，可逐渐加重，牵引时间为 20~30 分钟，每日 1 次，重症者可用较大牵引力，每日连续牵引 6~8 小时，通常 20~30 次为 1 个疗程，疗程间休息 7~10 天。

　　（2）短波透热：颈背部三联折叠电极或颈、臂双板极，脉冲或连续式输出，15~20 分钟，每日 1 次，20 次为 1 个疗程。

　　（3）干扰电或调制中频电疗：颈背或颈臂部，20 分钟，每日 1 次，20~30 次为 1 个疗程。

　　（4）低频温热或负压电疗：颈背或颈臂部电热板极或吸附极，选定频率，治疗20分钟，余同（3）。

（5）直流电药物透入疗法：可酌情选用碘化钾、醋酸、中药等等，余同（3）。

（6）激光照射：可选用氦氖激光、二氧化碳激光或半导体激光等，局部或穴位、神经运动点、痛点照射。

（7）温热疗法：红外线局部照射、蜡疗、热袋等温热疗法。

（8）超声波或超声-中频电疗法。

（9）按摩推拿疗法：无论哪种按摩、推拿，皆应在了解颈椎解剖、生物力学运动、颈椎病的病理基础上，轻柔操作，严防意外。

（10）颈肌锻炼：做颈伸、前屈、侧屈、旋转的操练，每次10～15分钟，每日2～4次。动作宜缓慢、平稳，以不引起明显疼痛、头晕为适度。剧烈地旋转手法应禁用。

71. 椎动脉型颈椎病如何进行物理治疗？

椎动脉型颈椎病的临床特点是与颈旋转密切相关的一过性眩晕。理疗的原则是消除局部的炎症、水肿，减轻对椎动脉的刺激、压迫，改善椎-基底动脉的供血。常用的疗法如下。

（1）颈椎牵引：除不必要的颈屈外，其他基本同神经根型颈椎病的牵引法。

（2）短波透热：颈侧后盘状电极斜对置或同神经根型颈椎病的短波疗法。

（3）脉冲磁疗法：于颈后及颈侧置磁环三组。治疗20分钟，每日1次，20～30次为1个疗程。

（4）低能量氦氖激光血管内照射疗法：尤其适合于伴血流变异常的病例。通常于肘静脉处以1.5～2.0mW的输出功率，照射60分钟，每日或隔日1次，10次为1个疗程。

（5）其他理疗法：如干扰电、调制中频电、低频电、直流电药物透入及超声波等，基本同神经根型颈椎病的治疗。

72. 交感神经型和脊髓型颈椎病的物理治疗有哪些？

交感神经型颈椎病以头痛、听觉、内脏感觉异常、出汗障碍等为突出表现，往往与神经根型、椎动脉型或脊髓型颈椎病混合并存，其理疗法基本同神经根型、椎动脉型颈椎病的治疗。

脊髓型颈椎病以下肢沉重、麻木、行走困难为主要表现，理疗的目的在于改善局部的血液循环，减轻充血、肿胀及脊髓的受压状况。理疗法安全、平稳，忌颈椎牵引、推拿及手法治疗。短波透热及干扰电疗等为合适的保守疗法，可参照神经根型、椎动脉型颈椎病的治疗进行。

73. 牵引治疗颈椎病的主要作用机制是什么？

（1）限制颈椎活动，缓解肌痉挛，促进肌肉损伤恢复，延展韧带，重新调节附属韧带、肌肉功能。

（2）牵拉分离颈椎和椎间关节，增加椎间盘间隙，扩大椎间孔，进而减轻椎间盘压力负荷。

（3）缓解脊髓神经根的压迫，有利于神经根的水肿吸收。

（4）延长椎管纵径，改善神经根和脊髓实质的血流量及脑脊液循环。

（5）牵引同时可以改善颈椎曲度，恢复颈椎正常位置和小关节功能。

74. 哪些人不能进行颈椎牵引治疗？

具有以下情况的患者不能进行颈椎牵引。

（1）脊髓严重受压、脊髓明显水肿及变性患者。

（2）严重感染患者。

（3）患有严重高血压，心力衰竭，脑血管畸形、出血，颈动脉斑块严重狭窄及其他严重心脑血管疾病患者。

（4）患有严重呼吸系统疾病、睡眠呼吸暂停综合征等呼吸功能障碍患者。

（5）全身状态不佳、生活不能自理患者。

（6）患有严重骨质疏松及其他骨质破坏性疾病患者。

（7）颈椎不稳患者。

（8）有颞下颌关节炎患者。

（9）如有外伤史患者，应在影像学检查排除可能导致症状加重的情况（如强直性脊柱炎骨折、枕颈不稳等）后进行颈椎牵引。

（10）颈椎牵引后有可能症状加重患者。

 75. 颈椎牵引治疗可能有哪些不良反应？

如何处理？

不恰当的颈椎牵引治疗可能会导致不良反应，比较常见的不良反应是疼痛加剧、神经系统症状加重及颞下颌关节炎。较少见的不良反应为：①牵引装置直接接触皮肤引起接触性皮炎。②颈椎牵引可能会诱发短暂性的脑神经麻痹，包括面神经、滑车神经、舌咽神经、迷走神经、展神经和舌下神经麻痹。③颈椎牵引后可能出现脑供血不足的情况，包括体位性头晕、头痛、恶心、颈部疼痛、视觉和听力障碍、眩晕。④颈椎牵引可能引起罕见的牵引后腰椎神经根刺激症状。⑤颈椎牵引可能引起颈交感神经兴奋。患者表现为呼吸困难、心悸、头部胀痛、视物不清、耳鸣、多汗、四肢乏力等症状。

颈椎牵引时如果出现上述不良反应，应立即停止牵引并对症治疗，一般均能够缓解。如果经过仔细排查后无禁忌证，则可在严密监控下调整牵引参数并观察患者的反应。如果反复发生不良反应，应进一步明确原因，且不宜采用颈椎牵引治疗。

76. 颈椎牵引治疗对颈椎曲度有什么影响？

颈椎病患者常常伴有颈椎前凸减少、消失甚至反弓。对这些患者可以尝试通过调整牵引角度的方式进行治疗。牵引可以达到改善颈椎曲度及姿势异常的作用，同时也可以更好地改善症状。

患者颈椎病类型、病变节段、神经压迫程度、依从性及就医的便利性均存在差别，同时医生的经验、习惯偏好、医院设备和条件均不相同，故目前对颈椎病牵引治疗的方式、体位、力量、角度、时间等也没有完全一致的标准化方案，因此，颈椎病患者的牵引治疗方案需要根据患者具体情况及医生经验而采取个性化的方式制订。

77. 自我牵引疗法对颈椎病有疗效吗？

自我牵引疗法是指在家庭、单位办公室、宿舍内进行的一种牵引方法。这种方法设备简单、安全、可自行操作，一般不会发生意外。自我牵引疗法可以使被牵引部位处于相对固定状态。牵引过程中，患者头部处于平衡状态下，不仅运动幅度有限，而且颈椎列线处于正常状态，不需要顾虑椎体间关节扭曲、松动或变位。

在牵引作用下，患节椎间隙逐渐被牵开至 $1\sim3mm$，可有利于突出物还纳。早期轻型患者，往往可出现患节扭曲、旋转、梯形变等各种列线不正的异常情况，在牵引时，随着时间的延长，可逐渐恢复头颈部的生理曲线，但是骨关节已有的器质性改变则不可能恢复。颈型与神经根型颈椎病患者，多伴有颈肌痉挛，引起疼痛和颈椎列线不正，通过自我牵引的作用可使该组肌群逐渐放松，如果再辅以热敷则收效更好。随着椎间关节的牵开，两侧狭窄的椎间孔也可以同时牵开，从而起到缓解其对神经根的压迫和刺激的作用。自我牵引疗法可使脑脊膜返回神经支及根管内的血管支减压。自我牵引疗法可缓解主要由于颈椎局部松动与变位引起的早期椎动脉曲折、狭窄及痉挛等现象。

78. 如何进行坐位自我牵引治疗?

坐位自我牵引疗法是自我牵引疗法中很常用的一种，经济实用而又简单易行。对于急性期患病颈椎节段局部软组织、关节囊壁水肿、充血、渗出等可产生固定制动作用，使其迅速消解。

患者取坐位，距头高约1m处安一横杠，其上附有两个滑车，两滑车之间距离为0.5m，将布制枕颌牵引带套于患者的枕部及下颌部，左右两侧的前后叶缚在一起，将引绳之一端与牵引弓连接，通过两个滑轮后，另一端挂上所需重量，用一块木板（宽约5cm，长度稍大于头颅的左右径）把牵引带的左右叶支撑开，以免夹紧头部、引起不适感。患者可坐在高低合适、坐垫松软并带有靠背的椅子上。

牵引用具有以下几种：①枕颌牵引带，一般用双层白布制成。②牵引弓，和一般水桶上方的铁弓相似，可用粗铁丝弯折而成。中央有一向上的凸起，用以绑缚牵引绳，两端为钩状，用以固定及拴住牵引带。③牵引绳，长约2.5m，为减低摩擦阻力，表面最好上蜡。④滑轮，直接选用小巧灵活、一端带螺丝钉的医用滑轮两个。

牵引治疗最初几天，少数患者可有头晕、头涨或颈背部疲劳感，交感神经型和椎动脉型颈椎病患者更为多见。遇到这种情况，应该改为从小重量、短时间开始牵引，以后根据每个患者的具体情况，逐渐增加牵引重量和延长牵引时间。个别患者不能耐受牵引治疗，应更换治疗方法。少数患者在牵引后，症状反而加重，可能是由牵引重量对神经血管的刺激或压迫所致，这时应终止牵引。牵引过程中如颈部皮肤有炎症（刺激性）反应，可在局部垫以棉垫或泡沫海绵以缓解压力。

79. 坐位自我牵引疗法有哪些注意事项？

颈椎牵引时要注意以下事项。

（1）颈部周围皮肤红、肿、热、痛或有炎症者，患有骨结核、骨肿瘤、严重的心脑血管疾病、肺气肿、急性肝炎、肾炎，以及年龄过大、体质严重虚弱者不宜做牵引治疗。

（2）轻症患者可采用间断牵引。即每日 1～3 次，每次 0.5～1.0 小时。重症患者可持续牵引，每日牵引 6～8 小时。牵引重量由 3～4kg 开始，逐渐增加到 5～6kg。以后则可根据患者年龄、性别、体质、颈部肌肉发育情况及患者对牵引治疗的反应等，适当增减牵引重量和延长、缩短牵引时间。疗程则可根据牵引重量而定。小重量牵引一般 30 次为 1 个疗程。如果有效，可继续牵引 1～2 个疗程或更长。2 个疗程之间应休息 7～10 天。

（3）骨折片移入椎管致脊髓卡压者绝对禁用牵引疗法。

（4）牵引力应随时调整，以颈部无疼痛不适，颌面、耳、颞部无明显压迫感为宜。切忌牵引过度，即牵引重量不宜太大，或者牵引时间不宜过长，否则会引起颌部软组织损伤，甚至引起脊髓、神经根、椎动脉的牵引刺激而加重病情，导致截瘫。

（5）牵引结束后，因牵引力突然消失，往往会出现颈部不适感，此时应扶住坐椅站起片刻，等牵引力消失所致不适感逐渐减弱后再行走活动。

在进行牵引治疗的同时，如果能配合其他治疗措施，则可提高疗效。如理疗与牵引同时进行或理疗后立即进行牵引，牵引后立即戴上围领等。

80. 如何进行卧位自我牵引治疗？

患者仰卧于床上，于床头安装一个滑轮，将布枕颌牵引带置于患者的枕部及下颌部，牵引绳一端与枕领牵引带连接，另一端通过滑轮连接牵引重量，同时将床头抬高大约 1cm，以防止患者沿牵引方向移动，枕头高低应与牵引力线相一致。

除坐位牵引所述各有关事项外，还应注意，年迈、反应迟钝、呼吸功能不全及全身状态虚弱患者不宜在睡眠时做牵引，以免引起呼吸道梗阻或颈动脉窦反射性心搏骤停。在饱腹状态下牵引不仅不利于消化，还会影响呼吸及心血管功能，每 1 个疗程也以 3~4 周为宜。

81. 什么是颈椎病的手法治疗？

手法治疗是对骨关节的推动、牵拉、旋转等被动活动，是以骨关节活动的功能、解剖和生物力学特点为原理，针对疾病的病理改变，采取的手法操作技术。颈椎病是手法治疗的适应证之一，除脊髓型颈椎病外，其他类型的颈椎病皆可采用手法治疗，尤其是神经根型和颈型（单纯颈痛）颈椎病，手法治疗的疗效更好。

手法治疗对颈椎病的治疗作用在于：①改善椎间关节的活动功能。手法作用于椎间关节、关节囊、相关的肌肉、韧带等软组织，通过适度的被动活动，缓解肌痉挛，改善血液循环，消除炎症、水肿，减轻疼痛。节律性的关节活动，对增厚的关节囊及囊内粘连、神经根粘连，起柔和的拉抻作用，有助于粘连的松解及纤维组织挛缩的减轻，从而明显地改善颈椎的活动功能。②改善椎间盘的营养。手法治疗对颈椎的被动活动，使椎间盘的纤维环节律性地压缩与松弛，因而促进椎体终板的淋巴渗透和椎间盘髓核对养分的吸收，有助于椎间盘营养的改善。③改善椎间孔的状态，缓解对神经根的刺激、压迫。手法操作可以使椎间孔相对开大，减轻对神经根的挤压，促进炎症、水肿消散，增加神经根的血液供给。

根据颈椎病的临床表现，选择针对性强的手法治疗技术及其作用强度、时间。单侧颈臂痛麻等，可用牵拉、推动患侧后关节突的手法，向健侧旋转等手法；双侧颈臂痛麻或单纯颈痛无上肢表现的，可用推动棘突、牵拉手法。对于疼痛剧烈、应激性高者，宜用轻手法、短时间的节律式手法或支持性固定式牵拉、旋转；对于病期长，以颈部活动受限为主者，宜用强手法、长时间及节律式。每次可以选择2～3种手法，每种手法重复2～3次，每日或隔日1次，5～10次为1个疗程。

手法治疗时患者取卧位、全身放松，操作者以患者的耐受为前提，轻柔操作。对于骨质疏松的患者，手法治疗宜慎重，以免骨折。手法治疗与按摩、理疗并用，效果更好。

82. 推拿手法越重、次数越多越好吗？

尽管推拿在缓解颈椎病症状方面具有良好的作用，但由于颈椎病病因复杂，病理改变多种多样，颈部又有十分重要的结构如脊髓、神经根、椎动脉等，因此推拿医生不仅要有熟练的推拿手法，还要对颈椎病有一定认识。强力、粗暴的推拿手法或每天推拿次数过多是完全有害的。颈椎病患者大多年龄偏大，往往伴有动脉硬化、骨质增生，韧带弹性下降甚至钙化、骨化，故强力的颈部被动活动可能会造成韧带、肌肉、骨质的损伤，加重疼痛，也可能因椎动脉血液的突然阻断使脑部缺血产生眩晕甚至晕厥。尤其对脊髓型颈椎病患者，椎管容量本身较小，且已受到不同程度的压迫，再受到突然冲击可能会导致瘫痪。所以，必须掌握推拿疗法的禁忌证和适应证，尤其是在家自己进行推拿的患者更应注意，而且推拿的手法一定要轻柔、和缓，不可强硬施术，推拿次数也不可过多。

83. 哪些人不适合推拿疗法治疗颈椎病？

凡有颈椎管、椎间孔明显狭窄，颈椎严重骨质增生，或者椎体间有骨刺形成者，以及有严重高血压、动脉硬化症及脑供血不足者，不宜做推拿治疗。有颈椎骨折、脱位、畸形及骨质破坏（肿瘤或结核），怀疑椎管内有肿瘤、脊髓病变者禁忌做推拿治疗。

84. 推拿疗法治疗椎动脉型颈椎病时应注意什么？

采用推拿疗法治疗椎动脉型颈椎病，操作时手法宜轻柔、和缓，不宜猛烈、急骤地旋转头部，以免发生寰枢椎骨折、脱位或椎动脉在寰椎上被枕骨压伤，致颅脑底部血液循环受累。更不宜做侧方用力地推扳手法，以免引起脊髓损伤，四肢瘫痪。对有动脉硬化的老年人尤应注意。

85. 为什么有的颈椎病患者推拿后症状反而加重？

颈椎病在临床上表现出复杂的病理改变。这些病理改变包括颈椎间盘突出、椎体后缘骨刺形成、钩椎关节和关节突关节的骨质增生及韧带的肥厚、钙化，以及这些变化所造成的颈脊柱不稳定，使得颈椎管内外的重要结构如脊髓、神经根、交感神经、椎动脉等受压迫或不良刺激，从而引起各种临床症状。

颈椎病多见于年龄较大的人，这些人动脉已开始硬化，韧带、关节囊等组织的柔韧性下降，由于上述这些病变使颈椎管容量减少，脊髓、神经、血管等重要结构能够退让的余地很小，所以颈部轻微的外力作用都可能造成颈部软组织、脊髓、神经的拉伤，使原有症状加重。推拿应用得当，尤其是以轻柔的手法推拿，可改善患者的症状。但强力的推扳动作或反复多次的不规范操作，这种短时间的冲击和反复的摩擦，反而成为一种医源性外伤，轻者使组织的炎症、水肿加重，重者引起脊髓损伤。结果不但导致颈椎病的症状加重，甚至可以引起瘫痪。

86. 颈椎运动疗法有什么作用？

颈椎运动疗法主要是通过颈部各方向的放松性运动，促进颈椎区域血液循环，消除淤血、水肿，同时牵伸颈部韧带，放松痉挛肌肉，从而减轻症状。另外，还能增强颈部肌肉，增强其对疲劳的耐受能力，改善颈椎的稳定性，从而巩固治疗效果，防止病情复发。而颈肩保健操适合颈椎病患者在家进行自我保健治疗，具有简单、易学、经济、有效等特点。

87. 颈椎运动疗法常见的基本方法有哪些？

（1）提托头颈：患者站立，头微微后仰，双手交叉托于头后方（相当于颅骨的枕骨粗隆部），向上提托头颈，一张一弛，往返30~50次，可同时配合胸背部后仰，以活动脊柱的上部及胸廓、肩背等部位，达到放松诸关节的作用。

（2）与颈争力：患者站立，双手叉腰，两脚分开与肩同宽，自然直立。反复做抬头看天，低头看地的活动。练习时，胸部应保持不动，抬头时应尽量上抬，以能看到头顶上方的物体为宜；低头时，下颌尽量内收。动作幅度由小及大，由慢到快，以患者能忍受为度。

（3）往后观望：患者站立，双手叉腰，两脚分开与肩同宽，双目平视，头颈部反复向左及右旋转。活动范围自小而大，但不要强求过大地增加幅度，次数也不要太多，一般20~30次即可。已经患有椎动脉型颈椎病者不宜做此锻炼，否则，可引起跌倒。

（4）颈项侧弯：患者站立，双手叉腰，两脚分开与肩同宽，分别做左右交替的颈项侧弯活动，往返20~30次。

（5）前伸探海：患者站立，双手叉腰，两脚分开与肩同宽，头颈前伸并侧转，窥探前下方，犹如向海底窥探物体一样，左右交替，反复进行。在练习时动作要自然、连贯、和缓，头颈始终保持前屈位。

（6）回头望月：患者站立，双手叉腰，两脚分开与肩同宽，头颈转向身后，望向后上方，犹如观看身后天空中的月亮。左右交替，如此反复15~30次。此方法能改善颈椎病有后仰及旋转受限者的症状。

（7）金狮摇头：患者站立，双手叉腰，两脚分开与肩同宽，头颈先按顺时针方向环绕数周，再按逆时针方向环绕数周，或者两种方向交替进行。环绕的速度不能太快，动作不能太大，以免发生跌倒。椎动脉型颈椎病及颈椎手术后的患者慎用此法，患有高血压、脑栓塞、贫血、内耳眩晕者禁用本方法锻炼。

88. 颈椎运动疗法的要点有哪些？

（1）运动强度：运动的强度宜小，不要用力过猛，动作的速度也要缓慢。在进行颈椎病的自我治疗运动时，每个动作可重复做4~6次，整套动作5~10分钟。每天何时进行锻炼无绝对要求，最好在低头工作以后进行运动。但不要在睡觉或休息时进行，以免影响休息。每天至少做1次，虽不要求每天定时做，但要求在看书、写字时每隔1小时做1次。

（2）运动幅度：预防颈椎病的动作宜采用幅度不大的运动，要求进行用力缓和、动作速度较慢的周期性动作，如广播体操等。要动静结合，循序渐进，长期坚持。

（3）运动规律：要规律地完成运动动作。头、颈部切不可做无规律地乱转乱晃，以免造成不适，损伤颈椎。

在进行颈椎病的自我治疗中，做颈椎运动时用力要柔和而缓慢，切不可用力过猛。对于症状较为严重的患者，运动时要十分注意。如果运动后感觉不适，则宜停止，或向医生咨询。

89. 颈椎病适合做哪些运动项目？

适合颈椎病患者的康复运动种类和方法有医疗体操、太极拳、步行、慢跑、散步、舞蹈、游泳、娱乐性球类运动等。一些耐力训练和有氧运动如快走、跑步、骑自行车、游泳、滑雪等对颈椎病都有防治作用，在进行颈椎病的自我治疗时可以根据自身条件选择。

90. 支具在颈椎病中是如何应用的？

在治疗颈椎病时，有相当多的患者，在初期治疗中采用保守疗法，通过固定、牵引、按摩等方法，减轻疼痛，控制症状。其中固定制动是最基本最有效的方法之一，因此，使用何种固定器具对患者十分重要。支具在国外应用已十分广泛，被患者和医生普遍接受。支具对颈椎的固定，可以减轻颈椎压力，减少摩擦，减轻神经根刺激症状，也可以限制椎动脉型颈椎病的发作。过去常用的固定工具，只能将颈椎固定在某一位置，不能根据患者的需求而改变。而现在的支具是针对患者专门制作，所以可根据 X 线平片或 CT 的检查诊断，按医生的要求固定多种姿态。因此，也就更合理，佩戴更舒适。

支具的制作过程是，首先用石膏纱布给患者取模型，根据情况可以采取屈曲位、伸展位或中立位，然后用塑料板材热塑整形，根据要求修改完成，为使患者更舒适，可以在内侧加软衬，并打一些通风孔，使佩戴更舒适。颈椎支具分为前后两片，以方便使用，必要时可以与牵引装置相连接。

91. 哪些颈椎病患者可以使用颈托？

下列颈椎病患者可以使用颈托。

（1）急性期神经根型或椎动脉型颈椎病伴有严重根性疼痛或眩晕症状的患者。

（2）颈椎外伤后有较严重的颈、肩、臂部症状者，戴用颈托可限制颈椎活动，减轻神经根或椎动脉周围交感神经纤维受刺激引起的症状。

（3）患者经手术治疗后患椎尚不够稳定者。戴用颈托可减少颈部的活动范围，保持复位后患椎的对位。

（4）部分椎管明显狭窄所致的脊髓型颈椎病患者，以及由于年迈体弱或不符合手术适应证而进行对症治疗者。由于颈椎伸屈活动而造成狭窄椎管对颈脊髓的磨损，因而戴用颈托可限制活动，缓解症状。

（5）在施行手术前使用颈托作为一种非手术治疗方式，为手术创造条件，同时也为术后采用固定措施做准备。术后使用则可减轻手术局部及邻近部位的创伤反应，限制颈部活动以防止植骨块的压缩或脱出，促进骨融合，为患部软组织愈合提供条件。

四

颈椎病的手术治疗

 92. 中医学如何认识颈椎病?

颈椎病属于中医学的"痹证""痿证""头痛""眩晕""项强"等范畴。多由劳损外伤、风寒外袭、肝血肾精虚弱、筋骨失于濡养、营卫气血和脏腑经络功能失调等病因,造成局部气血阻滞、经络不通而发病。临床辨证分型大多分为太阳经督脉型、痹证型、血瘀气滞型、痰瘀交阻型、气血两虚型和肝肾不足型6型。

93. 拔火罐可以治疗颈椎病吗?

拔火罐可以治疗颈椎病,它可以从以下几个方面发挥治疗作用。

(1)负压作用:负压使局部的毛细血管通透性发生变化和毛细血管破裂,少量血液进入组织间隙,从而形成瘀血。在机体自我调整中产生行气活血、舒筋活络、消肿止痛、祛风除湿等功效,起到一种良性刺激,促使其恢复正常功能。

(2)温热作用:拔罐法对局部皮肤有温热刺激作用,以大火罐、水罐、药罐最明显。温热刺激能使血管扩张,促进以局部为主的血液循环,改善充血状态,加强新陈代谢,使体内的废物、毒素加速排出,从而达到促使疾病好转的目的。

(3)调节作用:拔罐法可以加强大脑皮质对身体各部分的调节功能,使患部皮肤相应的组织代谢旺盛,促使机体恢复功能,阴阳失衡得以调整，使疾病逐渐痊愈。

94. 拔火罐治疗颈椎病需要注意哪些问题？

虽然拔火罐看起来操作简单，但是在操作前还应注意一些问题，具体的有以下几个方面。

（1）体位选择：患者要采取舒适的体位，应根据不同部位选择不同口径的火罐。注意选择肌肉丰满、富有弹性，没毛发的部位，避开骨骼凹凸的部位，以防掉罐。拔罐动作要做到稳、准、快。

（2）拔罐禁忌：皮肤有溃疡、水肿及大血管的部位不宜拔罐；高热抽搐者，不宜拔罐；有自发性出血和损伤性出血不止的患者，不宜拔罐。

（3）意外处理：在拔罐过程中如出现烫伤，小水疱可不必处理，任其自然吸收；如疱较大或皮肤有破损，应先用消毒针刺破水疱，放出水液，或者用注射器抽出水液，然后涂以甲紫药水，并以纱布包敷，保护创面。

95. 刮痧可以治疗颈椎病吗？

刮痧可以治疗颈椎病。刮痧是利用刮痧器具，刮拭经络穴位，通过良性刺激，充分发挥营卫之气的作用，使经络穴位处充血，改善局部微循环，祛除邪气、疏通经络、舒筋理气、祛风散寒、清热除湿、活血化瘀、消肿止痛，以增强机体自身潜在的抗病能力和免疫功能，从而达到扶正祛邪、防病治病的作用。

96. 哪些颈椎病患者不适合刮痧？

（1）患有皮肤溃疡等皮肤病：因为刮痧要刮皮肤表层，若有溃疡，容易破裂感染，加重病情。

（2）患有血友病或白血病：由于刮痧会使局部充血，血小板少者应慎刮。

（3）需要刮痧的部位有外伤：比如手臂挫伤、背部破皮或腿部骨折等。

（4）孕妇：特别是腹部、腰骶部等部位不能刮痧，否则容易引起流产。

（5）心力衰竭、肾衰竭、肝硬化腹水或全身重度水肿等患者：刮痧易对身体造成更大的伤害。

（6）下肢静脉曲张患者：此类人群最好不刮痧，若要刮痧也应慎刮，刮拭方向应从下向上，手法尽量放轻。

97. 颈椎病是否可以做中药熏蒸治疗？

颈椎病是可以应用中药熏洗的。"中药熏蒸疗法"是指利用药物煮沸后产生的蒸汽来熏蒸机体，以达到治疗疾病、养生保健目的的治疗方法。皮肤在热效应的刺激下，疏通腠理，舒经活络，放松肌肉，消除疲劳。毛细血管扩张，行气活血，促进血液循环和淋巴循环，改善周围组织的营养状况，同时排废排毒，使得机体气血畅通、代谢平衡、温通解凝，能促进瘀血和水肿的消散。

98. 中药熏蒸治疗颈椎病需要注意什么？

中药熏蒸注意事项主要有以下几个方面。

（1）中药熏蒸过程中应注意有无恶心、呕吐、胸闷、气促、心跳加快等不适，严防出汗虚脱或头晕，若有不适，立即停止熏蒸。

（2）中药熏蒸温度以 38~42℃ 为宜。

（3）中药熏蒸时间每次不宜超过半小时。

（4）中药熏蒸治疗过程中应适当饮水。

（5）老年人应有专人陪护。

（6）冬季熏蒸后走到室外应注意保暖。

（7）夏季当日煎药当日用，药汤不宜过夜，以免变质影响疗效。

99. 如何应用热敷疗法治疗颈椎病？

热敷可用热毛巾、暖水袋、热沙袋、电热毯和热醋、中药等器物。常用的中药热敷法是将中草药放入盆内或将中草药装入两个适当大小的布袋内煎煮 20 分钟左右。待药液温度降至 60℃时，将毛巾浸入药液中，然后拧去部分药液，将热毛巾放于患处热敷。如此反复数次，持续 30 分钟左右，每日 2～3 次。如使用药袋则可等温度降至合适时，取出药袋放于患处热敷，两个热袋交替使用。皮肤若有伤口应慎重使用热敷治疗，温度不能过高。常见的热敷疗法有以下几种。

（1）水热敷法：取热水袋灌入 60～70℃热水，外包一层毛巾，放置颈肩部压痛点，即阿是穴。

（2）姜热敷法：取生姜 500g，洗净捣烂，挤出姜汁，然后将姜渣放在锅内炒热，用布包后敷颈部阿是穴。等凉了再倒入锅内，加些姜汁，炒热后再敷。

（3）炒盐敷法：取炒热粗盐 540g 入布袋，放置颈部阿是穴。

（4）谷糠敷法：将谷糠放在铁锅内炒热，趁热装入布袋，敷于颈部。

（5）中药热袋敷法：取当归、赤芍、防风、牛膝、桂皮、威灵仙、艾叶、透骨草各 90g，装入布袋内封口。加适量水煎热后，轻轻挤出多余水分，在适当热度时，敷于颈部阿是穴。

100. 如何运用耳针调治颈椎病？

耳针治疗目前常用的方法是压丸法，即选用质地坚硬而光滑的小药粒，如王不留行籽、六神丸等，先用酒精消毒皮肤，找准穴位，再用贴有胶布的贴压物贴敷穴位，并按压数分钟，待耳郭有发热、发胀、放射等类似针感时即可。贴压期间每日自行按压 2~3 次，每次 1~2 分钟。5 天更换 1 次。常选的穴位有枕、脑、肾、脑干、交感、内分泌、肾上腺、神门、颈椎穴。

101. 艾灸可以治疗颈椎病吗？

艾灸疗法是中医传统外治方法之一，其原理是以艾绒为主要材料制成的艾炷或艾条，点燃后在体表的一定穴位或部位熏灼，给人体以温热性刺激，以防治疾病的一种治疗保健方法。适宜的艾灸可起到疏通经络、温经散寒、行气活血、化瘀止痛的作用，有效改善和消除颈椎病患者颈、项、肩、背部酸沉麻木、疼痛不适、头晕头痛等症状，促使颈椎病患者顺利康复。

102. 怎样用小针刀治疗颈椎病？

让患者正坐，令头后仰，在无菌操作下，将枢椎棘突和后枕部接触的地方选作进针点。然后让患者正坐低头，医生将刀锋压在进针点处，使针体和进针部位骨平面呈垂直角度进针，使刀口线和颈椎棘突顶线平行。进皮之后，调转刀柄，使刀口线和颈椎棘突顶线垂直，进行横排切开 3~5 刀。注意事项：针刀千万不能下滑，严防刺入寰枕关节腔，损伤脊髓。

103. 哪些颈椎病患者必须手术治疗？

颈椎病有许多类型，病变的不同时期，临床症状也会产生由轻到重的变化。该病早期的许多症状可以通过理疗或药物治疗得到缓解，并不一定都要采取手术治疗。只有那些症状经过长期保守治疗无效，而其生活、工作由于颈椎病的存在受很大影响的患者方才考虑手术治疗。

（1）有脊神经受压的体征者，如脊髓型颈椎病由于压迫脊髓，使下肢肌张力增高，出现足的感觉异常（踩棉花感），下肢步态不稳，继续发展会导致大小便障碍，严重者会引起瘫痪。

（2）CT、MRI 检查脊髓神经受压明显，症状不缓解者，只有借助手术的方法彻底解除脊髓的压迫，才能达到从根本上治疗颈椎病的目的。但值得指出的是，单纯 X 线平片、CT、MRI 并不能决定是否一定要手术治疗。如无症状，即便从影像学照片上看"骨刺"似乎很严重，也不一定需要手术。

 104. 颈椎病的手术治疗方法有哪些？

颈椎病的手术术式分为颈椎前路手术和颈椎后路手术。

（1）颈椎前路手术：经颈前入路切除病变的椎间盘和后骨刺并行椎体间植骨。其优点是脊髓获得直接减压、植骨块融合后颈椎获得永久性稳定。在植骨同时采用钛质钢板内固定，可以提高植骨融合率、维持颈椎生理曲度。

（2）颈椎后路手术：经颈后入路将颈椎管扩大，使脊髓获得减压。常用术式是单开门和双开门椎管扩大成形术，以及全椎板减压术。

 105. 何谓颈椎前路手术？

颈椎前路手术是指手术时患者仰卧于手术台上，术者从颈前部"开刀"，分离、牵开椎体前方的各种组织结构，如颈前肌肉、颈动静脉、甲状腺、气管、食管等，暴露出颈椎椎体从而进行各种操作。常见的手术有椎间盘切除、椎体部分切除、椎间植骨融合等。

106. 哪些颈椎疾病需要行颈椎前路手术治疗？

颈椎前路手术主要用于以颈椎间盘髓核突出或脱出为主，以及椎体后缘骨刺形成造成的颈椎病，包括脊神经受压的神经根型颈椎病和脊髓受压的脊髓型颈椎病。

颈椎前路手术可以去除脊神经或脊髓的压迫因素，使椎体前后缘骨刺复发减少，残留的原有骨刺可以退化，而椎间嵌入的植骨块可以撑开椎间隙，隆凸入椎管内或椎间孔内的黄韧带可以复位，进一步解除脊神经和脊髓的压迫。

107. 哪些颈椎病需做颈椎前路减压植骨融合术？

颈椎前路减压植骨融合术是治疗脊髓型颈椎病的有效方法。但对两个脊髓节段以上同时受累者，在椎体开槽扩大减压及植骨融合术后，部分病例远期随访效果不太理想。分析其原因，主要存在的问题是：椎间高度的再丢失及颈椎生理曲度难以维持。多节段脊髓型颈椎病由于椎间盘退变，椎体后缘骨刺增生，大多存在椎间隙狭窄，椎间高度降低，颈椎生理曲度消失甚至反曲等病理改变。手术减压后，尽管植骨块的直径或长度均超出减压区域 1～2mm，但对椎间高度的恢复都是有限的。而且单纯植骨后由于植骨界面的部分骨吸收，椎间高度有限的恢复也会丧失，同时颈椎的生理曲度也难以维持。采用颈椎前路椎体次全切除减压植骨加钢板内固定治疗脊髓型颈椎病，可达到术中减压较彻底，术后颈椎即刻稳定，防止植骨块移位，术后无须石膏固定，可显著提高颈椎植骨愈合率。

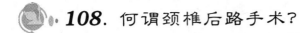

108. 何谓颈椎后路手术？

颈椎后路手术是指患者俯卧于手术台上，术者从颈后部"开刀"，分离、牵开软组织，显露颈椎后部，再根据病情需要进行不同的手术，如颈椎管扩大成形术，即"单开门"或"双开门"手术等。

109. 颈椎前路手术和颈椎后路手术怎样选择？

就颈椎病而言，颈椎前路手术主要适于颈椎间盘突出或退行性病变，有椎体后缘骨刺形成，导致神经根或脊髓受压症状的 3 个脊髓节段以下，保守治疗无效，反复发作的颈椎病。颈椎后路手术主要适于较广泛的颈椎管发育性或退行性狭窄，3 个间隙以上的病变，黄韧带增生肥厚，以及颈椎前路手术后，症状改善不明显的病例。此外，对于颈段脊髓前方受压非常严重者，为了减少颈椎前路手术的风险，有时先做颈椎后路手术，使椎管扩大，再二期做颈椎前路手术。

110. 哪些人适合做颈椎间盘手术？

脊髓型或神经根型的颈椎病患者进行颈椎前路椎间盘切除术后，如没有严重的椎体后缘骨刺或是后纵韧带骨化，或者较明显的节段不稳，年龄不算太大者，在没有大手术的禁忌证的情况下，可以考虑做颈椎间盘手术。

111. 人工颈椎间盘手术有哪些禁忌证？

人工颈椎间盘手术的禁忌证包括：严重颈椎退变及节段性不稳

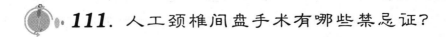

定，或者有颈椎骨折脱位、退行性改变、感染或脊柱肿瘤等。因为术后容易出现人工椎间盘下沉或者有人工颈椎间盘压入椎体中的危险，所以严重骨质疏松的患者也不适合。

112. 颈椎手术前应注意哪些事项？

颈椎病变的部位和范围不同，手术方式也有所区别。颈椎手术术前要做好以下几项准备工作。

（1）患者入院后应做必要的检查，如血、尿、便的检查，心、肝、肺、肾功能的检查，还有骨科检查及 X 线、CT 等一些特殊的检查。手术究竟采用哪种方式，由医生根据患者的病情决定。

（2）为适应手术时体位的需要，要做好手术体位的练习。

（3）为保证手术后颈部的稳定，术前一般要给患者做颈托，颈托的材料是聚丙烯，分前后两片，用尼龙搭扣连接。手术后 3~5 天戴上颈托可下床活动。

（4）术前患者需卧床 3~5 天，多数患者不习惯在床上大小便，术前要练习在床上使用大小便器，以免术后因不习惯在床上大小便而痛苦。

（5）吸烟的患者术前一定要戒烟，吸烟会刺激气道，使痰量增加，手术后易引起肺部感染等并发症。

113. 颈椎手术前应做哪些准备？

颈椎手术较为复杂，所以术前除了做一般的准备（如检查心、肝、肺、肾功能）以外，还需做一些特殊准备，现分述如下。

（1）颈椎前路手术：一般需患者取平卧位并将肩部垫高，头转向非手术侧，以利于术中显露病变部位。但由于颈椎病患者特有的病理机制，上述体位可使肥厚的黄韧带及突出的椎间盘加重对脊髓的压迫，使症状加重。所以，颈椎前路手术需在术前 7~10 天让患者在护士的指导下练习这种体位，观察患者有无症状加重出现及患者耐受时间，寻求既不加重病情又能满足手术需要的体位。体位练习的方法是仰卧，将枕头放在肩背部，头后仰，颈部呈过伸位。训练由每日 2 次，每次 15 分钟，逐渐达到每日 2 次，每次 2 小时。应以训练后无特殊不适为宜。除此之外，还应让患者自行将气管向中线推拉，以便适应术中牵拉气管的刺激，减少术后的反应及并发症。推拉气管的练习是并拢四指，用手将气管向左推或向右推（手术切口在右侧将气管向左推，手术切口在左侧将气管向右推），每日 1 次，每次 5~10 分钟。

（2）颈椎后路手术：取俯卧位，且手术时间较长（单开门需 1.5~2.0 小时，双开门需 2.5~3.0 小时）。这种体位对习惯于平卧或侧卧位的患者来讲非常不舒服，且影响患者的呼吸。更重要的是，这种体位使颈椎屈曲，同样使颈椎间盘和黄韧带加重对脊髓的压迫，也可使症状加重。所以为了减轻患者术后并发症，术前应让患者练习这种俯卧位，将枕头垫在前胸，颈屈曲位，做俯卧位及深呼吸的练习，每日 2 次，每次 30~60 分钟。并最好能坚持 3~4 小时，观察患者病情有无加重，寻求合适体位，既能满足手术需要，又不加重病情。

114. 颈椎手术后应注意哪些事项？

（1）术后要保持正确的卧位：患者手术后返回病室，要保持患者脊柱水平位搬动，颈部两侧用沙袋固定。颈椎前路手术患者可枕薄枕，颈椎后路手术患者去枕平卧或枕一薄棉垫，勿压切口。翻身时一定要护士协助，保持头、颈和躯干在同一平面，维持颈部相对稳定。

（2）手术过程中由于对咽喉、气管的牵拉，术后可出现咽部不适，吞咽和呼吸困难。症状轻的患者一般都能自愈，有喉水肿的患者，可做雾化吸入（氢化可的松 100mg，庆大霉素 8 万 U，糜蛋白酶 1 支，加入生理盐水 200ml 雾化），每日 2 次，可以减轻水肿。

（3）在颈椎后路手术患者的伤口处放一根引流管，手术后回病室固定在床旁，目的是把残留在伤口内的渗血引流出来。要注意保持引流管的通畅，不要打折和受压。一般术后 48~72 小时后，24 小时引流少于 50ml 即可拔管。

（4）颈椎病术后需卧床 3~5 天，颈部制动。另外，术前有的患者有四肢活动受限等，预防术后并发症显得尤其重要。术后 4 小时可更换体位，更换体位时由护士协助，一人扶头颈，另一人移动躯干和四肢，两人必须同步进行。翻身时脊柱要保持中立位，勿使身体过屈或过伸。由于麻醉时插管，患者侧卧位时，身体与床呈 45°，并在背部、双下肢分别垫一软枕。

（5）麻醉期间，气管插管进入气管，加上麻醉药物的刺激，术后痰量增加，是引起肺炎的原因之一。及时有效地排痰对疾病的预防十分重要。正确的咳痰方法是：深呼吸后，第一下轻咳，然后用力咳。如痰液黏稠不易咳出时可做雾化吸入。

（6）患者术后在限制颈部活动的同时应尽早进行四肢的功能锻炼。要每日数次进行上肢、下肢和手的小关节活动。保持各关节良好的功能位也是功能训练的重点。在变换体位的同时还要改变肢体的位置以防关节挛缩。患者术后 3~5 天可下床活动，下床时戴好颈托，先侧身坐起，逐渐将身体移至床边，然后双足下垂，适应片刻，待无头晕、眼花感觉时再站立行走，以免因长时间卧床后突然站起引起直立性低血压而摔倒。

115. 颈椎病手术患者出院后应如何自我护理？

对于颈椎前路手术，术中通常需植骨融合椎间隙；而颈椎后路手术常需劈开棘突、掀起椎板。植骨块与上下椎体及掀起的椎板与周围组织达到相对稳定的时间为3周。此时并未达到真正的骨性愈合，即骨块与椎体，或椎板与椎体尚未真正完全融为一体，仅为纤维性愈合。完全骨性融合需3个月左右。所以，术后3周内，应避免颈部过度前屈后伸及左右转头动作，以免植骨块向前脱出压迫喉返神经、气管及食管，或者向后脱入椎管压迫脊髓造成截瘫等需急诊手术的严重并发症。因此，术后需遵医嘱，佩戴支具至少6周。在此期间想回头或扭头看，应连同身体一同做轴向运动；仰睡时颈部软枕高低适宜，使颈椎轻度屈曲；侧睡时，枕头高度需满足颈部与躯干中线在一条水平线上。6周后可去除支具，但仍应注意避免上述过度屈伸、左右转头及头部剧烈运动等动作。在外出乘车时保护好颈椎，以防刹车时造成颈部前后剧烈运动。恢复颈部正常活动需在术后3个月以后，但仍应避免剧烈活动。

116. 颈椎病患者手术后何时可以上班及日常活动？

颈椎前路手术一般包括前路减压和植骨融合术。所以可在术后5~6天，佩戴颈托在床上坐起或下床活动。因骨愈合需3个月左右，所以患者必须佩戴颈托、支具或颈枕石膏围领3个月。拍X线片证实植骨愈合后，方可去掉支具或围领，并逐渐恢复日常活动和工作。

颈椎后路手术多为颈椎单开门、双开门手术，也包括减压和植骨融合两部分，所以患者5~6天可佩戴颈托下床活动，3个月左右X线平片证实植骨愈合后，再逐步恢复日常活动。

颈椎病患者年龄、身体状况、术后恢复情况及不同的手术方法均可能影响患者术后恢复程度和日常活动的时间，所以应具体问题具体分析，根据医生的建议决定何时上班及进行日常活动。

117. 颈椎病患者手术后的康复训练如何进行？

颈椎病患者若采用手术治疗，说明其病情已发展到了一定的程度，而且手术本身也具有创伤性，因此，颈椎病患者手术以后的康复训练是十分重要的，它在极大程度上影响着患者今后的工作、学习及日常生活的各个方面。在手术创伤反应期过后，患者若病情平稳，康复训练即可开始进行。

首先，主要是进行一些深呼吸运动，这样可防止肺部感染。其次，四肢远端可进行一些小范围的关节运动，如握拳、足背屈伸等。有些脊髓型颈椎病患者术前已有四肢运动功能损害症状，在做上述动作时也可用被动运动的方法。这不仅有利于手术创伤的恢复，还能为术后更好地康复打下基础。

在恢复期，四肢运动要从卧位逐渐过渡到半卧位、坐位的锻炼，然后是下床活动。在此过程中要逐渐增加肌力训练量，促进各组肌群恢复相应的肌力。尤其是手部的活动，如对指、分指、抓拿等动作应着重加以训练；下肢训练先通过直腿抬高，下肢负重抬举、伸屈活动以加强肌力和关节活动范围，并逐渐借助于双拐、手杖、下肢功能支架等训练站立、迈步。然后过渡到行走。

此外，尚可进行作业治疗和生活自理训练。对于颈椎病手术的患者，早期应严格制动，并重点预防术后外伤造成的颈椎病恶化。在切口及组织（特别是骨组织）愈合之前，应避免颈椎过多、过度地活动，减少其负荷，尽可能地保持局部相对静止。在恢复期也应循序渐进地进行生理性活动，以便顺利地康复。

最后，对于颈椎病患者尚应进行一些心理性康复疗法，消除悲观和急躁情绪，树立与疾病作斗争的信心。良好的精神状态同样有助于术后更好地康复。

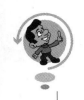

五

颈椎病的日常调养与保健

 118. 颈椎病患者如何进行自我调养？

颈椎病是一种慢性退行性疾病，一旦诊断明确，在自我调养上要注意以下几个方面。

颈椎病病程比较长，椎间盘的退变、骨刺的生长、韧带钙化等与年龄增长、机体老化有关。病情常有反复，发作时症状可能比较重，影响日常生活和休息。因此，一方面要消除恐惧、悲观心理，另一方面要改变得过且过的心态，劝其应积极治疗。

颈椎病急性发作期或初次发作的患者，要注意适当休息：病情严重者更要卧床休息 2～3 周。卧床休息在颈部肌肉放松，肌痉挛和头部重量对椎间盘压力的减轻，组织受压水肿的消退方面具有重要的作用。但卧床时间不宜过长，以免发生肌萎缩、组织粘连、关节粘连等变化，阻碍颈椎病的恢复。

颈椎病特别要对颈部加以保护，尽量避免损伤。无论是在睡眠、休息，还是学习、工作，甚至在做一些日常动作时，都要保持良好的习惯，时刻不忘对颈椎的保护。同时加强颈肌的锻炼。绝大多数颈椎病患者经非手术治疗能够缓解症状甚至治愈不复发。但每一种治疗方法均有其独特的操作、作用和适应证，需要有专科医生指导，并保证足够的疗程。切忌病急乱投医，朝三暮四，频繁更换治疗方法或多种方法杂乱并用，这不但得不到治疗效果，反而会加重病情。

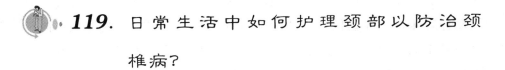

119. 日常生活中如何护理颈部以防治颈椎病？

（1）站：抬头，双眼平视，收下巴，双肩放松，挺胸收腹，使颈背部肌肉放松。

（2）坐：选择有靠背椅，颈背部挺直。

（3）卧：枕头软硬适中，仰卧枕高 10cm，侧卧枕高一肩宽。

（4）坐位工作：靠近桌子，桌椅高度合适，前臂平放桌面，颈背部挺直，最好用转椅。

（5）驾车：颈背适当承托，中间休息片刻，活动颈肩部。

（6）仰头作业：借助长柄工具，中间休息片刻，活动颈肩部。

（7）体育运动：先热身，避免突然转颈。

120. 胸罩不合适也会导致颈椎病吗？

胸罩不合适会导致颈椎病。有一些女性长期使用窄带式的胸罩或胸罩尺寸偏小，穿戴过紧，当人体连续活动时，上肢肩部肌肉不断运动，而胸罩则在肌肤的很小范围内频繁摩擦，时间长了，就可使这些肌肉过度疲劳、血液循环障碍，引起肩背部酸痛、胸闷、头晕、恶心、上肢麻木、头颈部旋转时有针刺感。通过检查发现，肩、背局部肌肉，如背阔肌、肩胛角肌、胸锁乳突肌呈不同程度的老化，X 线检查则表现为颈椎肥大性改变，这类症状又称为"胸罩综合征"。

121. 长发女性轻甩秀发也会引发颈椎病吗？

留长发者，头发爱中分或垂到脑后，在学习或工作时，下垂的柔滑头发会随着头的活动悄悄溜到面前挡住视线，于是就得把头发恢复原位。有的用手轻拨；有的快速地把头往后外侧轻抖将头发甩开；有的动作夸张，要先稍低头，然后手向后理头发的同时，头发顺势向后外方转个圈。由于头发总爱滑在一侧，甩发的动作久而久之就变成习惯性的下意识的单一动作。甩发是反复、长期、单侧的颈椎运动，容易使颈部劳损而引起颈椎病。

122. 经常"落枕"会发展成颈椎病吗？

是的，并且经常"落枕"本身就是颈型颈椎病的表现。"落枕"大多由风寒、潮湿，枕头不适或卧姿不当，以及颈肌劳损，头颈部长时间单一姿势，姿势不良或过劳等造成颈部肌肉、韧带和关节的劳损所致，有时外伤也起重要的作用。在以上因素的作用下，首先导致颈肌的痉挛、劳累或肌力不协调和颈椎生理曲度的改变，使颈椎关节囊和韧带松弛，颈椎小关节失稳，因此经常"落枕"。

"落枕"主要的临床表现：早期可有头颈、肩背部疼痛，有的疼痛剧烈，不敢触碰颈肩部，触压时疼痛加剧。头颈部往往不敢转动或歪向一侧，转动时往往和躯干一同转动。颈项部肌肉可有肿胀和痉挛，有明显的压痛。急性期过后常常感到颈肩部和上背部酸痛。患者常自诉颈部易于疲劳，不能持久看书、写作和看电视、电影等，有的感到头痛，尤其是后枕部疼痛，胸痛和上肢无力等，有的患者自诉晨起后"脖子发紧""发僵"，活动不灵便或活动时作响，少数患者可出现反射性上肢和手部疼痛、胀麻，但咳嗽、打喷嚏时不加重。正是由于"落枕"的这些发病诱因和临床表现与早期颈椎病完全相同，所以经常"落枕"的人一定要及早治疗，以免发展成颈椎病。

123. 如何预防"落枕"？

（1）选用符合生理要求的枕头：仰卧时，枕头能保持颈曲的弧度，仰卧时枕头边缘应保持弧形，不能呈斜坡形。枕头高度要符合个人的肩宽需要。粗略的标准是，仰卧枕高约一拳（根据个人自己的拳手），侧卧枕高应为一拳加二指。

（2）注意正确的睡眠姿势：正确的睡眠姿势是以仰卧为主，左、右侧卧为辅。有了符合生理需要的保健枕，就能保证仰卧时枕头维护颈部的生理弯曲，使胸部在仰卧中保持呼吸顺畅，全身肌肉能较好地放松，有利于加深睡眠深度。每晚适当地交替左右侧卧，则可避免腰背部受压的时间过久，出现腰背部疲乏感。有人顾虑左侧卧时会压迫心脏，也有人担心右侧卧时会压迫肝胆，这些都是不必要的顾虑。但人体的侧面是很不平坦的，人的头、肩、臀部宽，颈、腰、足部窄，长期偏于单侧卧位的人，脊柱就会随之侧弯，这将成为颈肩腰腿痛的发病基础。

124. 长期伏案工作人员如何预防颈椎病？

长期从事编辑、打字、文秘、财会、写作、程序员等职业的工作人员，由于长期低头伏案工作或看计算机屏幕，使颈椎长时间处于屈曲位或某些特定体位，不仅使颈椎间盘内的压力增高，还使颈部肌肉长期处于非协调受力状态，颈后部肌肉和韧带易受牵拉劳损，椎体前缘相互磨损、增生，再加上扭转、侧屈过度，更进一步导致损伤，易于发生颈椎病。

上述人员首先在坐姿上尽可能保持自然的端坐位，头部略微前倾，保持头、颈、胸的正常生理曲度；也可升高或降低桌面与椅子的高度比例以避免头颈部过度后仰或过度前屈；此外，定制与桌面呈10°~30°的斜面工作板，更有利于坐姿的调整。对于长期伏案工作者，应每隔 1~2 小时，有目的地让头颈部向左右转动数次，转动时应轻柔、缓慢，以达到该方向的最大运动范围为准；或行夹肩运动，两肩慢慢紧缩 3~5 秒，之后双肩向上坚持 3~5 秒，重复 6~8 次；也可利用两张办公桌，两手撑于桌面，两足腾空，头往后仰，坚持 5 秒，重复 3~5 次。长时间近距离视物，尤其是处于低头状态者，既影响颈椎，又易引起视觉疲劳，甚至诱发屈光不正。因此，每当伏案过久后，应抬头向远方眺望半分钟左右。这样既可消除疲劳感，又有利于颈椎的保健。

125. 驾车为什么会导致颈椎病？

高速行车中突然刹车而造成颈椎病已是相当常见，我们常常称之为"挥鞭"样损伤。乘车人在瞬间发生屈曲性颈部损伤，使椎体后软组织，如棘间韧带、棘上韧带、项韧带、关节囊等断裂，有的可同时发生颈椎脱位或半脱位。因颈屈后又受反作用力，可使脱位的关节又复位。因此，X 线摄片等检查骨性或关节损伤，仅见棘突间距增宽、棘突排列紊乱，或者伴有棘突骨折。如该类损伤有累及骨骼的，易在 X 线检查中明确诊断出来，但仅伤致棘韧带、棘间韧带等使之断裂的，如果其瞬间脱位的关节已自行复位，则不易发现。此类患者除有颈后棘间、棘上韧带等损伤外，病程往往持久，颈后软组织增厚，肌肉增厚，肌痉挛，头颈转动不便，并常固定在一定位置上，颈后压痛，活动不适合时还会出现一侧上肢闪电样疼痛或颈后剧痛。

另外，有一类情况是在颈椎慢性退变如后纵韧带钙化（骨化）、黄韧带钙化（骨化）造成颈椎管狭窄的基础上，再发生"挥鞭"样损伤，韧带骨化物犹如刀子一般割损脊髓，这种情况是"挥鞭"样损伤最危险的一种，其后果就是造成脊髓切割损伤或挤压损伤，造成患者在一刹那间瘫痪。通过 MRI 检查可以清晰地看到脊髓被切割挤压的病灶处和伤后脊髓水肿。

126. 颈椎病重型患者如何做家务？

颈椎病重型患者可以做一些力所能及的家务劳动。这对患者改善身体功能、调整生活心态都很有好处。起初要在家人协助下，做一些简单的劳动，如简单整理床铺、摆放生活用具、擦身前的桌子等。身体稍许康复后，可以进一步做诸如扫地、洗碗筷等家务。不要做强体力家务，比如搬运重物、搓洗大件衣服等。不要做动作突然的活动，比如跑去接听电话等。

127. 颈椎病日常应注意什么？

（1）睡觉时不可俯着睡，枕头不可以过高、过硬或过平。

（2）避免和减少急性损伤，如避免抬重物，不要紧急刹车等。

（3）防风寒、潮湿，避免午夜、凌晨洗澡或受风寒吹袭，风寒使局部血管收缩，血流降低，有碍组织的代谢和废物清除，潮湿阻碍皮肤蒸发。

（4）积极治疗局部感染和其他疾病。

（5）改正不良姿势，减少劳损，每低头或仰头 1 小时，起身活动 5 分钟，或自己按摩放松。需要做颈部活动，避免颈部肌肉因长时间姿势固定而处于紧张状态，造成劳损。预防颈椎病的发生，最重要的是，要改善坐姿，专心工作时也可间断地做肩颈部的运动。

128. 中老年人如何预防颈椎病？

随着年龄的增长，颈椎日益磨损而产生各种退行性变化。据有关资料表明，50 岁左右的中老年人颈椎病患病率为 25%，60 岁左右患病率为 50%，70 岁以上几乎达到 100%。中老年人无论是颈椎还是全身其他器官，均发生了一系列生理性的退行性改变，还可伴发其他中老年疾病。因此，要长期坚持锻炼，如练习各种健身功法、打太极拳和做体操等，对放松颈部肌肉，减缓颈椎部位的退行性改变，预防颈椎病是极有帮助的。中老年人在做颈部体操时应注意选择适宜的运动强度和运动量，动作不宜选择过多，活动时间不宜过长，以避免意外情况的发生。

129. 老年人怎样防治椎动脉型颈椎病？

老年人主要是切勿急转头，有的老年人和颈椎病患者，行走时听到友人呼唤，猛回头张望，可突然昏倒，不省人事。这是因为脑干及前庭系统的供血几乎完全来源于椎动脉，由于椎动脉与颈椎的位置关系极为密切，故血流易受颈椎活动的影响。颈椎的骨刺压迫、椎间隙变窄可致椎动脉纡曲延长，使血流缓慢。老年人由于不同程度的动脉硬化，血管径变小。在此基础上再发生颈椎的急转，可致椎动脉突然受压，血流急剧减少，使供应脑干的血流量急剧减少，脑干前庭系统缺血缺氧，引起眩晕及平衡失调而跌倒。因此，老年人切勿急转头，应慢慢转头以防意外。

130. "高枕" 真的可以无忧吗？

颈部具有正常的生理弧度，即颈脊柱轻度前凸。这种生理曲度不但保证了颈椎外在肌群的平衡，而且对保持椎管内的生理解剖状态具有重要作用。枕头过低，头颈势必过度后仰，前凸曲度加大，使椎体前方的肌肉和韧带过度紧张，时间长了会出现疲劳，甚至引起慢性损伤，加速退行性改变。同时椎弓后方的黄韧带皱褶向前突入椎管，增加压迫，而脊髓和神经根反而变短，使椎管可容纳内容物的空间减小。相反，枕头过高，头颈过度前屈，则颈椎后方的肌群与韧带易引起劳损，同时椎管硬膜囊后壁被拉紧，脊髓前移，并对脊髓造成压迫。若椎间盘髓核有突出，椎体后缘有骨刺形成，更加重这种压迫。所以枕头过高过低都会对颈部肌肉、韧带、关节囊、脊髓、神经根及椎体造成不利影响。长期作用会加速颈椎的退行性改变。所以应根据颈椎前凸的生理弧度，调整枕头的高低。对颈椎病患者，枕头高度以患者自己感觉到舒适为宜；对习惯侧卧者，以棘突中点至肩峰外侧缘的距离为适宜。设计科学的枕头可以改善颈椎病患者的症状。

131. 对颈椎病患者枕头有什么建议？

（1）枕头的高度：一般来说枕高以 10~15cm 较为合适，具体尺寸还要依据每个人的生理弧度而定。

（2）枕头的硬度：要适中，一般荞麦皮、谷糠、蒲棒枕都是比较好的选择。

（3）枕头的长度：正常情况下最好比肩膀要宽一些。不要枕太小的枕头，因为翻身后，枕头就无法支撑颈部。另外，过小的枕头还会影响睡眠时的安全性。

（4）枕头的外形设计：一种呈圆柱形，另一种呈哑铃形。圆柱形的枕头设计及制作都很简单。外观呈哑铃状的枕头，中间的圆面能与颈后部的外形相吻合，两边的突起可有效地防止头颈歪斜，有助于在睡眠中维持头颈的位置。若在短时间内需较大力量牵引时，可选择长圆柱形枕；若病情很轻微，需长时间轻微的牵引力时，可选择哑铃形枕头。

（5）枕芯：枕芯要求有一定的弹性、硬度和透气性。若能在枕芯内放置一定的药物或磁片，也可发挥药物及磁疗的协同作用。

132. 药枕对颈椎病有哪些作用？

药枕是以具有一定性能的中草药为枕芯，其中的中草药有效成分通过鼻黏膜及皮肤被患者吸收，达到治疗某些疾病的目的。选择具有祛风散寒、活血化瘀、行气止痛、化痰通络功用的药枕，对颈椎病的治疗和预防保健有很好的作用。药枕内常装有芳香开窍、安神镇惊、舒筋活血的中药，如当归、川芎、红花、葛根、徐长卿、白芷、威灵仙等制成粉剂枕于颈部，在睡眠中，既可使颈部肌肉得到充分休息，又有明显的抗炎、消肿、止痛的作用，对神经根型颈椎病效果尤佳。每个药枕可使用 1 个月，一般需连续使用 2~3 个月。

133. 举例一种防治颈椎病的药枕里有哪些药物成分？

荷叶 100g、薄荷 100g、石菖蒲 100g、白芷 100g、厚朴 100g、桂枝 100g、川芎 100g、独活 100g。若颈项痛重，加僵蚕 100g、羌活 100g；颈项酸困不适，加苍术 100g、秦艽 100g；颈肩挛痛，加白芍 100g、姜黄 100g；肢麻较甚，加全蝎 60g、地龙 100g；上肢活动受限，加桃仁 100g、桑枝 100g。将这些药物混合加工，使之成为软硬适度的枕芯，可以防治颈椎病。

134. 颈椎病患者应选择什么样的睡眠姿势？

总的来说，只要不影响或加重心脏负担，不引起头颈部和脊柱的变形，能使全身肌肉放松，有利于休息的睡眠姿势都是合理的。一般说来，以仰卧位和右侧卧位的睡姿为好，这样四肢自然伸直或微曲，全身肌肉放松，有利于疲劳的恢复。

135. 颈椎病患者睡什么样的床铺最好？

（1）木板床：使用较多，可维持脊柱的平衡状态，若被褥铺得松软合适，则有利于颈椎病患者的康复，且经济实惠，经久耐用。

（2）棕垫床：透气性好、柔软、富有弹性，比较适合颈椎病患者使用。

（3）弹簧床垫：随着生物力学的发展，目前已研制出适合人体各部位负荷大小，且符合人体曲线特点的弹簧床垫。质地硬一些的弹簧床垫有维持人体生理曲度的作用，因此，也较适宜颈椎病患者。

（4）气垫床、沙床、水床：这些床垫内分别注有气体、沙、水，这些内容物的流动能不断调整患者躯体负重点，使颈、腰椎保持正常的生理曲度，非常适宜颈椎病患者。

136. 为什么颈椎病患者要特别注意预防颈部外伤？

颈部外伤是颈椎病一个很重要的发病因素。这是因为在颈椎退变和失稳的基础上，头颈部的外伤更易诱发颈椎病的产生或复发，甚至很容易合并骨折和脱位。颈椎病患者中常有这样一些人：经过保守治疗后病情稳定，他们日常尚能自如地生活和工作，甚至出差在外。但是一旦遇到颈部外伤，甚至乘车时急刹车所致的颈部"挥鞭"样损伤，就会出现躯体以下的感觉麻木甚至消失、四肢瘫软、大小便失禁等症状，不得不送医院急诊。这种现象多发生于脊髓型颈椎病患者。由于颈椎退变和不稳定，椎管容量变小，脊髓在椎管内呈容量饱和状态，加上脊髓硬膜、神经根粘连，受压时退缩余地小，故即使轻微的颈部外伤也可加重脊髓受压，引起症状加重。所以，颈椎病患者，尤其是脊髓型颈椎病患者，要格外注意防止颈部外伤。

137. 颈椎病患者也要注意环境和季节变化吗？

颈椎病常与风寒、潮湿等环境改变、季节气候变化有着密切关系。这是由于风寒潮湿、寒冷刺激等因素，可以通过机体自主神经系统，引起皮肤、皮下组织、肌肉等的血管舒缩功能失调，血管痉挛、缺血，局部组织供血不足，淋巴液回流受阻，组织水肿，代谢产物积蓄，以及结缔组织间渗出，纤维蛋白沉积、粘连等一系列变化，患者主观感觉畏寒发凉、酸胀不适，久之因粘连引起肌肉僵直、关节活动受限、局部疼痛等症状，特别在环境、气候、温度、湿度突然变化时，症状极为明显，这与自主神经功能紊乱有关。所以，颈椎病患者应特别注意保暖，避风寒，尽量不在潮湿阴冷的环境中居住。

138. 冬季如何预防颈椎病？

颈椎病的发病除与日常的工作和生活习惯有关外，与寒冷、潮湿等气候变化也有着密切关系。从现代医学的角度来讲，颈部肌肉大都暴露在外，容易受到冷天寒气的刺激，使局部肌肉保护性收缩，从而导致颈部张力增高，容易出现颈部力量失衡和颈部肌肉紧张痉挛，进而压迫到神经、血管而发生颈部疼痛不适。如果原来颈部已有病变，就更容易诱发颈椎病。那么，在冬季怎样预防颈椎病的发生呢？

（1）注意颈部保暖：尽量穿着高领的衣服，外出佩戴围巾对颈部进行保暖，这样可以避免颈部受寒，消除颈椎病的诱发因素。颈部保暖不仅可以避免颈部疲劳，还可以避免头颈部血管因受寒而收缩，使脑部的血液循环减慢，对高血压、心血管病、失眠等都有一定的好处。

（2）纠正生活中的不良姿势，防止慢性损伤：颈肩部软组织慢性劳损，是发生颈椎病的病理基础。生活中的不良姿势是导致颈部慢性劳损的主要原因之一，如长期伏案工作、长时间用电脑、坐车或看电视时打瞌睡等，均是引起颈椎病的主要原因。所以，连续工作一段时间后，就应起身活动一下颈部，使紧张的颈部肌肉得到放松。

139. 吸烟与颈椎病有什么关系？

吸烟对颈椎病患者非常有害，也是造成颈椎病的致病因素之一，并可经常诱发颈椎病。烟中的尼古丁等有害物质可导致毛细血管的痉挛，造成颈椎椎体血液供应减少，使椎间盘与上下锥体连接的软骨终板钙化，椎间盘的氧供应下降，废物增多，椎间盘中的酸碱度下降，最终使椎间盘代谢改变，发生退变，引起椎间盘突出或颈椎病加重。同时，由于椎间盘退变过程中产生大量炎症介质等物质刺激周围组织，加重颈椎病患者的疼痛等症状。所以，颈椎病患者戒烟或减少吸烟对其缓解症状、逐步康复意义重大。

140. 衣着与颈椎病有什么关系？

有颈椎病的人，衣着保健是一项极为重要的内容，因为衣着不仅用于遮盖形体，更直接的作用是保护形体，御寒保暖，是维持健康的必需品。

颈椎病患者衣着固然要以美观、漂亮、大方为宜。颈椎病患者无论戴帽、穿鞋、着衣，都要适合自身形体的需要。衣着不可宽大，衣不着身，易中风寒。衣着更不宜过于窄小，紧衣窄裤，往往会妨碍血液循环，影响身体发育。因此，从颈椎保健角度考虑，选择衣服不但要注意大小、肥瘦、质感、厚薄、款式、面料等，而且要兼顾生理卫生、劳动保护、作业安全、体育运动等方面的要求。

颈椎病患者着衣，应以护颈保暖为原则。有些青年女性喜着低颈或无领衣衫，如遇风寒或在梅雨季节，空气湿度较高，在风扇下或空调环境中，极易使寒湿之邪直中颈部，使颈部肌肉痉挛，颈椎力学关系变化或椎间盘等软组织致炎性水肿，退变而形成或诱发颈椎病。也有部分患者因贪凉而着低领衫或枕于竹席枕上而使颈椎病发作。

141. 空调与颈椎病有什么关系？

空调使用不当会致病，这个道理很多人都知道，但空调会造成或诱发颈椎病，却很少引起大家的关注。颈椎病的发病没有明显季节性，但季节和环境的变化对颈椎病有一定的影响。例如，炎热、潮湿的环境会加重病情。夏天空气潮湿，"桑拿天"经常出现，这是影响病情的一个因素。同时，为了达到"凉快"的目的，许多人把空调温度调得很低，如果冷气正好对着后背或颈部吹，则会加重颈椎病病情。

如果颈椎很健康，吹空调自然没问题。但很多人有潜在的颈椎病，这时如果长时间直吹空调或风扇就很容易诱发颈椎病。尤其在睡眠状态下，人体处于放松状态，各个系统功能暂时下降，如果在空调温度过低或者直接吹电风扇的环境下入睡，就很容易发病。

142. 颈椎病患者进行体育锻炼时应注意什么？

（1）超负荷运动是绝对禁忌的。颈椎病属于退变性疾病，超负荷运动不仅会加速颈椎的退变进程，且易引起意外，脊髓型颈椎病患者应尤为注意。另外，椎动脉型颈椎病患者进行侧转和旋转运动易压迫椎动脉而加重原有的眩晕症状，故椎动脉型颈椎病患者侧转和旋转动作宜少做、慢做，甚至暂时不做。

（2）手术后患者3个月以内切忌做颈部锻炼，尤其是颈椎局部切骨后植骨及人工关节植入者。因为手术是一种较大的创伤，伤口恢复与愈合的基本条件是局部的稳定。

（3）在体育锻炼过程中，如遇症状加重，应暂时中止锻炼，待除去相关因素后方可继续进行。

143. 办公室工作人员可做哪些运动预防颈椎病？

办公室工作人员可做以下简单的运动预防颈椎病。

（1）左顾右盼：颈椎病患者肩膀和身体放松，慢慢将头向右转；然后将头返回中间位置；再慢慢将头向左转；重复10次即可。

（2）左倾右斜：颈椎病患者将肩膀放松，慢慢将头侧向右方；再将头慢慢返回中间位置；然后将头侧向左方；重复以上动作10次。

（3）前屈后伸：颈椎病患者将肩膀放松，慢慢将头向前弯；然后将头慢慢返回中间位置；再慢慢将头向前弯；重复以上动作10次。

（4）环绕颈项：双脚开立，与肩同宽；双手叉腰或自然下垂，保持头颈部放松，缓慢地转动头部，幅度偏大较好，然后顺时针方向与逆时针方向交替转动头部；重复8次即可。在做该动作时，注意身体不要随着头部运动。

（5）回头望月：半蹲位，左手放在头后，右手背在腰部，头向后上方旋转，如回头望月状，停顿5秒。换手换方向左右侧各重复5次。

144. 不能下床的颈椎病患者如何锻炼？

（1）有些患者因创伤而诱发颈椎病，当治疗后未取得满意的疗效，肢体失去正常功能时，康复期应训练如何自理生活，这种训练需根据具体环境不断地重复，才能取得成功。有可能还应让患者参加家务劳动，如整理桌子、接听电话，不但减轻家务负担，还有利于调整精神状态。

（2）颈椎病患者当肌组织有萎缩时，应进行肌力训练，肌力训练包括肢体按摩及关节被动训练。步行训练和轮椅的使用是训练中较为重要的内容，下肢有部分肌力者应首先训练下肢肌力，包括直腿抬高，下肢负重抬举、伸屈活动等，下肢致残但上肢功能仍完好者或基本完好者，应根据其知识结构和爱好，学习某种特种技术和技能，但应注意不宜长时间低头。

145. 饮食与颈椎病有什么关系？

随着对颈椎病研究的不断深入，饮食与颈椎病的关系逐渐被越来越多的医生所重视。一些刺激性的食物可加重，甚至诱发颈椎病。例如，颈椎病发作期，咽痛明显而食用某些辛辣之品，则会加重咽痛；早期颈椎病患者，一般多属风寒入络、气滞血瘀，治法应祛风通络、理气化瘀，此时如果多用补益之品，如鹿角、牛鞭等，必然致邪留经络，而使病情迁延难愈；更有脊髓型颈椎病便秘、小便失畅等脾肾亏虚者，不但应忌辛辣、大温大燥之品，也应忌生冷之物等。

146. 颈椎病患者饮食调理遵循的原则是什么？

（1）合理搭配：饮食要合理搭配，不可单一偏食。只有加强各种营养，才能有利于颈椎病的康复和维持身体健康。合理饮食即根据食物不同的性质，加以合理平衡的安排，这也是人们所说的营养学的原则。食物一般分两大类：一类是主食，主要是提供热能，如米、面，都属于这类食物；另一类是副食，可以调节生理功能，如豆类、水果和蔬菜等。主食中所含的营养是不同的，粗细粮都要吃，不可单一偏食。粗细、干稀、主副搭配的全面营养可满足人体需要，促进患者的康复。

（2）对症进食：由于颈椎病是椎体增生，骨质退化、疏松等引起的，所以颈椎病患者应以富含钙、蛋白质、B 族维生素、维生素 C 和维生素 E 的饮食为主。其中钙是骨的主要成分，以牛奶、鱼、黄豆、黑豆等含量为多。蛋白质也是形成韧带、骨骼、肌肉所不可缺少的营养素。B 族维生素则可缓解疼痛，解除疲劳。

另外，如颈椎病属湿热阻滞经络者，应多吃些葛根、苦瓜、丝瓜等清热解肌通络的果菜。如属寒湿阻滞经络者，应多吃些羊肉等温经散寒之食物。如属血虚气滞者，应多进食公鸡、鲤鱼、黑豆等食物。

（3）饮食有度：饮食要加以节制，不可暴饮暴食。另外，不要饮食偏嗜。中医学理论认为，人体的阴阳是平衡的，阴平阳秘才是理想的状态。饮食过度、过寒或过热都会使阴阳失调而致脏腑受伤，如久食生冷寒凉之物会伤脾胃之阳气，导致寒湿内生，从而进一步加重颈椎病的症状。烟酒都属刺激品，吸烟可直接刺激神经系统，过量饮酒则体内会产生湿热，湿热阻滞经络也会直接或间接影响到颈椎病的康复。因此，应尽量戒烟和少饮酒。

147. 脊髓型颈椎病患者如何进行饮食管理？

脊髓型颈椎病患者多为中老年、身体虚弱者，饮食上尽量选择与之相协调的食物，忌生冷、咸辣、厚腻，应戒烟限酒。老年患者多脾胃虚弱、肝肾亏虚、气血不足，饮食上可选择具有健脾益胃、补益肝肾、补益气血作用的食物，比如多吃南瓜、黑豆、核桃仁、山药、龙眼肉、薏苡仁、黑芝麻、红枣等食物，也可加入阿胶、木瓜、何首乌、枸杞、黄芪、当归、生地黄、白术等药材煲粥；保持良好的饮食习惯，定时定量进餐，避免暴饮暴食、过度饥饿，以免损伤脾胃。

148. 颈椎病心理疗法有哪些内容?

颈椎病的各种病症表现不一,对每个患者的康复治疗要求也是不一样的,但在康复治疗中心理疗法却有很一致的地方,既颈椎病不致命,也不可怕,但是要战胜它,要做好持久战的准备。

信心是最重要的。如果选择了手术治疗颈椎病,就要了解术前术后的注意事项,积极配合医护人员的工作。事情要往好处想,准备工作要往最细处想。如果选择了非手术治疗,那就容易一点,需要准备的心理状态就是绝不向病情让步,但又绝不硬拼。

不要恐惧,即使得的是最严重的脊髓型颈椎病也不要恐惧。脊髓型颈椎病可能引起瘫痪,但不是每个患者都是这个结果。只要治疗及时、得当,也是可以避免的,而且很多人可以好转。不要急躁,颈椎病是一个慢性病,病程可以很长,因此在治疗上也需要一个相应长的时间。此时需要这样的心理暗示:明天再看一看,情况可能会更好一些。

一旦确诊并有了对症的治疗方案后,就不要过多思考病情问题。生活中有很多开心的事情,也有很多重要的事情,可以主动去寻找乐趣。忘记病情也是一种治疗,有时是更好的治疗。

149. 家属如何对颈椎病患者进行心理疏导?

(1)帮助患者树立战胜疾病的信心:家属可多了解有关颈椎病的医学知识,提升对患者身心的照护能力,帮助患者增强信心并能在日常生活中保持自信乐观的态度。

(2)对治疗无效者要加以正确引导:晚期患者或者手术失败患者,容易悲观厌世,为此,必须加强引导,家属可以引导患者多接触社会,使患者培养多方面的生活兴趣及情趣,从而在精神上获得生活的乐趣和信心。

（3）鼓励患者多做适当的运动：大多数颈椎病患者会出现头晕症状，严重的还会出现恶心、呕吐，因此往往会对运动产生恐惧，认为运动会加重症状。必须排除这种心理负担，家属可以在间歇期和慢性期陪伴患者做适当的运动，帮助其恢复健康。

150. 颈椎病患者如何进行自我心理调节？

颈椎病患者，特别是患病时间较长的患者，易在日常生活中产生急躁情绪和不悦心理，这对颈椎病的发展会产生不利影响。临床上常见心情好时，症状减轻，心情坏时，症状则比平时要严重的病例。因此，颈椎病患者保持良好的情绪特别重要。下面简单介绍几种保持心情愉快的方法。

（1）心胸开阔：凡事不要斤斤计较，宽厚为怀，养成以乐观的心情去对待事物的习惯。

（2）培养广泛的兴趣爱好：阅读、听音乐、从事体育运动，让生活充满乐趣。

（3）主动与人沟通：人无法脱离社会，在人类互相交往中，能得到别人的帮助、安慰和理解，可以找到内心的平静。相反，凡是不愿和人来往的人容易感到孤独。

参 考 文 献

[1] 王志成. 骨科主治医生 1510 问 ［M］. 北京：中国协和医科大学出版社. 2012.

[2] 叶启彬. 颈椎病 132 个怎么办 ［M］. 北京：中国协和医科大学出版社. 2012.

[3] 武登龙，郭玉兰. 颈椎病 ［M］. 北京：中国协和医科大学出版社. 2015.

[4] 邱兴贵. 中华医学百科全书·骨科学（一）［M］. 北京：中国协和医科大学出版社. 2021.

[5] 邱兴贵. 中华医学百科全书·骨科学（二）［M］. 北京：中国协和医科大学出版社. 2021.

[6] 方定华，方晓. 颈部和腰部疼痛的自身康复 ［M］. 北京：中国协和医科大学出版社. 2012.

[7] 林定坤，程志安. 防治颈椎病告别颈肩痛 ［M］. 广州：广东科技出版社. 2013.

[8] 郭会卿，郭永昌，孟庆良. 颈椎病防治完全指导 ［M］. 郑州：河南科学技术出版社. 2013.

[9] 林傲梵，谢英彪. 颈椎病防治 193 问 ［M］. 北京：人民军医出版社. 2013.

[10] 张建福，张董喆. 一本书读懂颈椎病 ［M］. 郑州：中原农民出版社. 2016.

[11] 中国康复医学会颈椎病专业委员会，上海市社区卫生协会脊柱专业委员会. 颈椎病牵引治疗专家共识 ［J］. 中国脊柱脊髓杂志，2020，30（12）：1136-1143.

[12] 中国医师协会急诊医师分会，解放军急救医学专业委员会，中国急诊专科医联体，等. 成人颈椎损伤急诊诊治专家共识 ［J］. 中国急救医学，2020，42（3）：189-196.

[13] 莫文，袁文. 脊髓型颈椎病中西医结合诊疗专家共识 ［J］. 中国骨伤，2022，35（8）：790-798.